U0336275

不在病床上说再见

[日] 宫本显二 宫本礼子 著

高品薰 译

世界图书出版公司

北京·广州·上海·西安

图书在版编目（CIP）数据

不在病床上说再见 /（日）宫本显二，（日）宫本礼子著；
高品薰译. —北京：世界图书出版有限公司北京分公司，2019.6
ISBN 978-7-5192-5573-2

Ⅰ. ①不… Ⅱ. ①宫… ②宫… ③高… Ⅲ. ①临终关
怀学—研究 Ⅳ. ① R48

中国版本图书馆 CIP 数据核字（2019）第 006340 号

OUBEI NI NETAKIRI ROJIN WA INAI
BY Kenji MIYAMOTO and Reiko MIYAMOTO
Copyright © 2015 Kenji MIYAMOTO and Reiko MIYAMOTO, The Yomiuri Shimbun
Original Japanese edition published by CHUOKORON-SHINSHA, INC.
All rights reserved.
Chinese (in Simplified character only) translation copyright © 2019 by Beijing World
Publishing Corp.
Chinese (in Simplified character only) translation rights arranged with
CHUOKORON-SHINSHA, INC. through Bardon-Chinese Media Agency, Taipei.

书　　名	不在病床上说再见	
	BU ZAI BINGCHUANG SHANG SHUO ZAIJIAN	
著　　者	[日]宫本显二　宫本礼子	
译　　者	高品薰	
责任编辑	刘小芬　胡雅芸	
出版发行	世界图书出版有限公司北京分公司	
地　　址	北京市东城区朝内大街 137 号	
邮　　编	100010	
电　　话	010-64038355（发行）　64033507（总编室）	
网　　址	http://www.wpcbj.com.cn	
邮　　箱	wpcbjst@vip.163.com	
销　　售	新华书店	
印　　刷	三河市国英印务有限公司	
开　　本	880 mm × 1230 mm　1/32	
印　　张	6.75	
字　　数	150 千字	
版　　次	2019 年 6 月第 1 版	
印　　次	2019 年 6 月第 1 次印刷	
版权登记	01-2017-4194	
国际书号	ISBN 978-7-5192-5573-2	
定　　价	39.00 元	

Ⓡ 在谈论自然善终的议题之前

上了年纪，任何人都将碰到与临终医疗相关的问题。虽说现代医学突飞猛进，我们仍不得不好好考虑自己该如何安排临终阶段的种种。相信每个人都希望能好好地向亲爱的家人说声"谢谢你，再见了"，然后平静安详地告别这个世界。但是，现代医学并不能保证这一点。更常见到的是，病人意识不清也不能言语，卧病在床、包着尿布，仅能从口中的塑料管灌入营养品，苟延性命一年又一年。吸痰是很痛苦的，有时候手脚还会被绑住。用这副模样来迎接人生的谢幕，又有谁愿意呢？

事实上，任何一个在老年人医疗环境工作的人，都能摸着良心说自己绝对不要这样的结果。

正因我们有幸生在这样和平的年代，才更想好好打点自己的临终阶段。

俗话说："结尾收得好，故事才精彩。"怎么样收尾，就是如此重要。为了能心满意足地结束这段人生，我们有必要认真地考量临终医疗的做法。

确实，针对现今常见的"以延命措施来维持无行为能力的老年人的生命，病人最终饱受过度医疗之苦后死去"这一问题，医疗界也必须负一部分责任。但是，社会中的茫茫众生不曾考虑过自己是如何活着、想要迎接什么样的死亡，才是遗留至今的难题。

我们在《读卖新闻》的网站"yomiDr."上开辟了一个专栏，叫作《现在就来思考老年人的临终医疗吧！》，于2012年6月至9月，连载了12回。所幸反响颇大，也获得许多来自各界的意见与感想。借此向更多人说明、解释，让老年人延命问题能尽早解决，正是我们出版本书的初衷。

此时此刻，仍有许多患者躺在床上受到延命措施的摆布，承受难言的痛苦。有些患者，将从明天开始被施以延命治疗。这是生死攸关的大事，我们必须更认真地，抱持绝对的责任心，尽快地妥善解决这个问题才行。为了让自己能够得到一个满意的结局，让我们一起来思考老年人的临终医疗究竟该是什么模样的。

® 我们接触到老年人临终医疗的原因

我们夫妇同为内科医生，我先生是肺部专科医生，而我则专攻失智症。

2006年的一天，我们有幸参加了位于日本冈山县的失智症专科医院"Kinoko Espoir医院"主治医生（藤泽嘉胜先生，已故）的演讲活动。当时藤泽医生提到："在瑞典的失智症医疗中心里，甚至有患者每天穿着西装，过着跟患病前完全一样的生活。敝院采用了瑞典的医疗护理方式，患者们的生活质量比以往大幅提升。"

　　能让失智症患者的生活质量大幅提升的医疗方式是什么样子的？我们夫妇不由得想要一探究竟。只见疗养院中摆放了许多陈旧的家具和生活用品，营造出老人们原本住家的氛围。由于采取尊重本人意见进行看护的方针，院方仅随时提供适当的协助，每位入住者都有着愉快的笑容及稳定的情绪。由于疗养院不使用镇静剂类的药品，在院的患者都能保有属于自己的尊严与意志。自此刻开始，Kinoko Espoir医院式的医疗就成了我进行失智症治疗的基准。

　　自那之后，我始终怀揣有朝一日必定赴瑞典见习的念头。正巧于2007年，先生准备前往瑞典参加欧洲呼吸学会年会，邀我一同前往。我喜出望外地与Kinoko Espoir医院联络，经由他们认识了安妮卡·塔克曼这位老年科的女医生，她是于1987年开辟了瑞典第一个记忆医疗科的失智症医疗界专家。在瑞典，自20世纪80年代起，精神科之外的老年科医生、一般医生，都可以为失智症患者诊治。当时塔克曼医生正好退休，每周仅在医疗院所出诊三天，因此其他的整整四天内，她都带领我到各失智症专科医院及相关设施见习参观。我的先生在学会年会结束之后，也加入了见习行列。

　　塔克曼医生以不疾不徐且温柔仔细的英文，一一为我说明、介绍与失智症的医疗及看护相关的各种信息。其中有段话令我印象深刻："在瑞典，老年人就算开始难以进食，也不会打点滴或做导管喂食，就自然地吃一点点、喝一点点，平静地迎接死亡。我的父亲也是这样自然过世的，在离开前一天，还能和家人自然地谈话，他的人生最后一程又宁静又安详。"

　　在日本，老年人迈向人生最后阶段时如果无法进食，采取打点滴或用导管喂食等手法简直有如理所当然。对于连点滴都不打的做法，我感到相当震惊。然而，塔克曼医生反问我：“躺在床上靠打点滴苟延残喘的人生，有什么意义和必要吗？”接着她说：“瑞典在很久以前，也会在老年人无法进食后施以点滴和导管喂食，然而我们花费20年的努力，改变了过去的临终医疗。”

曾以为日本和欧美医疗并驾齐驱的我，只能说震惊万分。再者，早在2000年时，欧美医疗界便也能见到劝导放弃对临终老年患者施用点滴及导管喂食的论文，这又再次使我甚感惊愕。在去瑞典之前，我也曾认为不管眼前的患者状态如何，我们必须用尽各种方法为患者延续生命。也因此，看到毫无意识的老年人在反复患上肺炎的情况下，每个月还要负担百万日元以上的医疗费时，我也只能在心中琢磨着：“为了一个已经没有意识的人，无止境地花费这么多钱真的好吗？这样究竟是不是在为病人着想？”然后继续为其提供治疗。

经过对失智症的学习，我不由得开始思考日本的老年人临终医疗的现状与未来。现在回想起来，塔克曼医生曾数次来到日本，对日本的老年人临终医疗实情知之甚详，在瑞典对我的种种教导，也许是因为对我在日本做些什么努力怀有几分期许吧。

以瑞典之行为契机，我一股脑闯入了老年人临终医疗的世界里，从此再也抽不开身。

此外，这本书是由我与先生两人共同执笔，由我负责的内容会标示礼子（读音为REIKO）的R，由先生显二（读音为KENJI）所负责的内容将会标示K，来自博客专栏的读者来信则会标示信封图案。

目 录

第 3 章 阻碍安宁善终的各种原因

第 4 章 大众要的是平静地迎接死亡

第5章 欧美没有长年卧病在床的老人

第6章 为了迎来期望中的告别方式

座谈会　是什么在阻碍安详临终？

终章　老年人医疗的未来发展

第1章 临终医疗的真实情况

® 惨痛到连医界人士都不忍直视的临终医疗

在我前去瑞典取经的2007年，在当时的日本，给已无法自行进食的老年人打点滴或做导管喂食是理所当然的事。我也曾认为现代医疗就应该这样给予患者支持。约莫从2000年开始，胃造口（肠造口）导食管开始普及，这么一来，患者们将从鼻饲的痛苦中解脱，是再好不过的消息。对我来说，不打点滴和做导管喂食，让老年患者自然迎来生命的终点，可以说是想都没想过。

不过，再仔细想想，在我年少时，当老人到了已无法进食的阶段，都是家人榨些苹果汁让其含在口中，老人往往会在家中去世。即使如此，我也从没听说过因口渴或饥饿而感到痛苦的例子。我再次认识到，早年日本的临终期处理方法和现今的瑞典不谋而合。

从不施以点滴和导管喂食的瑞典回到日本，我在当时工作的医院巡视了一番，发现那里大多都是长期卧病不起的老人，尚能够与人对话的患者可以说少之又少。来自外国的医生在参观老年人病房时，似乎都会惊讶于日本的医院中竟有如此多的意识不清的老人长期卧病在床。

在某家医院的老年人病房中，有七成的患者正长期接受导管喂食或静脉注射（向粗血管中注射高浓度营养点滴）。其中更有半数患者，为了避免浓痰淤积，做了气管切开的手术。医生在那里插入塑料管，让护士每隔几个小时就来抽痰。抽痰时，患者会感到特别痛苦。每两周我会为患者更换塑料管，连意识不清、无行为能力的患者在这种时候都会痛苦得全身颤抖。那种情形让我感到自己仿佛是在折磨他人。看着生活中毫无幸福快乐，仅承受着无尽苦痛的患者，我不免心生疑问："他们想必也不愿意以这个状态迎接人生的终点吧？"因此，我心中总是对患者抱着莫名的歉意。

"求求你，放了我吧！"

这是在我以前执业过的医院里发生的故事。某位进入养老院的86岁男性因患肺炎被送到医院。由于他曾自己拔掉打点滴用的针，所以双手都被粗绳绑在病床的护栏上。后来他又拼命想要坐起来，因此身体也被约束带绑在床上，约束带甚至还上了锁。这么一来，他连翻身都做不到了。

我在例行巡诊邻床的病人时，听到那位患者用极为悲愤的声音叫喊着："求求你，放了我吧！"没过几周，那位患者就过世了。我不是他的主治医生，没有权力给他做治疗及停止拘束他身体的行为，但对于那位身心皆遭受了痛苦而辞世的患者，至今我仍怀有歉意。

塔克曼医生说过："在瑞典，不会存在不惜束缚患者的身体也要进行的治疗行为。"在我的医疗生涯中，到那时我还认为，因为患者不时会拔掉打点滴用的针管，为了进行治疗，也只能绑住他们的身体。但现今我已改变了看法，"即使能够治疗一部分疾病，医疗也不应该束缚患者的身体，夺走他们的意志"，这是我现在的主张。捆绑给病人的身体和心理都会带来莫大的痛苦，与其要捆绑着病人治疗，还不如不治。

现今的日本，到处都能见到即使看不到治愈的希望，也会为了治疗插上呼吸器的病例。为了避免患者因忍受不了痛苦而拔掉气管插管，就必须将他们的双手绑住。气切后的患者无法发出声音，由于非常痛苦，他们只有靠不停眨眼来缓解。一位护士曾愤怒地对我说："难道这一切是正常的吗？如果是，那医院简直是把对老年人的医疗当成了敛财工具！"

进入临终阶段，由于身体的代谢和循环状态每况愈下，几乎所有患者都会长褥疮，并且不断恶化。绝大多数在老年人病房工作过的业界人士都说自己将来不要接受如此折磨人的治疗，甚至还有护士因此对年龄增长感到恐惧。我认为，现今真的需要一种能够让人安心老去的医疗。

✉ 读者来信

延命医疗只是多管闲事

"人的一生，难道不是应该像个人一样活着，也像个人一样死去吗？"得了失智症，即使吃好吃的东西也品尝不出滋味，连解决各种排泄问题都得寻求其他人帮助。对患者本人和身边的人来说，不都是只能感受到痛苦而已吗？

在我们加州，来日无多的老人会从治疗疾病的医院搬到临终关怀疗养院，打算与家人在一起，迎来安宁且平静的永别。我认为这才是既符合实际，又充满人情味，使人感到温馨和心灵治愈的医疗处置方式。

我在此沉痛地呼吁人们醒悟过来。建立在使用生命维持系统这一基础上的人道主义或博爱主义只是一种错觉！为了保有每个人的人性和尊严，所有人都应该正视：已无治愈希望的老年人拥有接受死亡的权利。绝大多数长辈，都宁愿在不给子女或孙辈造成负担的情况下寿终正寝。以人工的方式做各种强制延命医疗，只是一种破坏生命尊严、不可饶恕的多管闲事罢了。

加木久毛子

⑧ 医疗同行的来信：延命医疗只是"敛财工具"？

某一天我收到了一封信，来自一位于札幌市内某医院工作的同行：

我在这家医院工作已经五年了。我写信来，是想说说胃造口这个话题。有些老人已经不具有人类的正常机能，仿佛植物一般。向这种患者的家人解释胃造口，他们经常是无法理解的。碰到这种情形，医生总是对患者家属说"有些患者在做了胃造口之后，逐渐恢复了进食的能力"，这么一来，那些家属就会喜上眉梢，纷纷抢着请医生施行手术："医生，拜托你了！"于是，患者们腹部的造口就这么一个接一个被挖了出来。因为接受胃造口手术而恢复进食能力的患者，这五年来，我却一个也没见过，连一个好消息都没有，倒是听过很多家属为了支付高昂的医药费，被过重的工作压得喘不过气来，甚至也有患者家属转入特种行业以赚取更多金钱的例子。这真的是适当的医疗吗？保护患者生而为人的尊严，以及创造出能够以人的身份自然死亡的环境，都是我们医疗从业人员的使命。您知道吗，延命的医疗措施甚至被人讽刺说是医院的敛财工具。请您务必向社会传达这个话题。

今年终于鼓起勇气，提笔一书，周遭的朋友也都与我的想法一致。

我熟识的医生也发来了有如下内容的电子邮件：

晚上好。我今日正好值班。胃造口、静脉点滴、监控器、导尿管、约束带等，我看着一位全身插满了各种塑料管，身上接满了仪器，卧病在床的老人，他那孤零零的身影，着实让人心中难过。由于值班室既宽敞，人又闲着没事做，我就感到格外空虚。我人微言轻，发挥不出什么影响力，但无论如何，就算只能帮助我自己的患者，我也费尽心思不让他们受到这种悲惨又难熬的折磨。临终期的医疗怎样做，需要遵从法律规定、医生的专业判断，也需要参考患者本人在有意识情况下做的决定。但是我们身为医生、身为患者的家属，都应该找出一条路，能够让患者的人生结束得更像一个人，我认为解决这个难题已是刻不容缓。

在医疗现场不允许议论"延命措施"

我想，在医院职员中，和我的这位医生朋友有同样想法的人应该不少。但是，在真正的医疗现场，却几乎从未见过有人对无效的延命措施提出质疑。此外，自医生的视角来看，近来终于有一部分医生协会开始讨论临终医疗的相关问题，但大部分医生对此都不积极。反过来，甚至不时会听说有医生出手阻挠相关问题的探讨和解决。

长此以往，国民将会对医生失去信任。医生们在解决临终期医疗问题上起着关键作用，不去正视及解决老年人临终医疗的问题是不行的。

我们之所以在2012年发起、成立了"老年人临终医疗协会"，正是因为我们见到老年人承受临终医疗后，人生的结尾竟是如此悲惨而没有尊严。到底怎么做才能让患者能够平静安详地向人生告别？我们一边不停地思考及讨论，一边每年举办讲座，向相关的医疗、护理人员及普通市民推广观念。

　　至今举办的讲座每次都有将近400人参加，到最近第五次讲座时，参会人数则一口气暴增至1800人，足以见得老年人的临终医疗问题确实正在社会上发酵。通过举办讲座，我们也了解到医疗、护理现场出现的问题，以及普通市民的困惑和挣扎。在医疗职场上无法大声说出真相的"沉默的大多数"，请和我们一起正视老年人的临终医疗问题吧！

✉ **读者来信**

该怎么做才好？

　　我在老人安养院工作。院内有做了胃造口的患者，也有不希望承受过多医疗的居住者。人在逐渐衰老的过程中，各种身体机能都会不断退化，我认为这是无法避免和阻止的事。

　　以家属的立场来看，当然还是会希望能减缓恶化的速度、尽量保持现在的状态，但对于已逐渐无法饮食，食欲开始变得越来越差的老人们，该在什么程度内鼓励他们努力活着，又该在什么时候放手呢？我每天都在不停地思考这个问题。

虎斑猫

Ⓚ 名为卧床的折磨

航天员在宇宙空间站中，每天都会运动健身，因为长时间生活在无重力的空间，手脚的肌肉都会萎缩，骨质也会逐渐疏松。但是，即使坚持做运动，航天员自宇宙回到地球，脚踩在地面上时，如果没有拐杖，仍然无法靠自己的双脚走路。连他们这样体能和健康都处在顶峰状态的人都有如此大的耗损，又更何况是高龄的患者们呢？

长期的卧床就类似于生活在无重力的宇宙空间站。通常只要卧床一个月，人的肌肉就会开始萎缩，肌力也会减半。半年内，骨骼的密度会降到原来的三分之二。这么大的变化对老年人的影响远大过对年轻人的。

卧床的时间一长，关节会僵化并且开始弯曲，变得无法伸直。而僵化的关节如果硬要去伸直，用自力或借外力去活动，都会产生剧烈的疼痛。

此外，无法自己翻身也会造成各种病痛。人的身体只要三个小时不换姿势，就会由于血流不通畅而在皮肤表面生出褥疮，骨质也会变疏松。在长年卧床的患者中，有人在换衣服时手腕骨折。还有人无法自己把痰咳出来，为了避免气管堵塞发生窒息，要向其气管中插管把痰抽出来。这样做时，就算是毫无意识的人都会感受到巨大的痛苦。这种做法简直是一种酷刑。

再者，为了确保打点滴用的针管和喂食用的导管不被拔掉，患者也可能会被绑起来。手脚被绑住的患者常常会一边流泪一边质问："为什么要绑我？我到底犯了什么错？"有些患者的身体弯曲、蜷缩，孱弱瘦小的身体被柔道服腰带那般粗的皮带绑在床上，悲惨得让人无法直视。

在日本，想必有很多老人接受静脉注射和打点滴，长期生存在这种对患者不友好的环境下。在被绑着的状态下死去，实在是非常不幸的事情。究竟什么样的医疗是不惜把虚弱的老人绑起来也要进行的呢？人生的最后用这个模样画上句点，这又哪里算得上是好结局呢？

✉ 读者来信

长期卧病在床的老年人究竟是什么情况？

我本身是个护士，以下是我以护士教导员的身份，带着学生们去各疗养院所参观时的感想。即使是人们异口同声地要求尊严的时代，也仍有许多医疗机构、疗养院以人手不足为理由，不顾老人们的尊严，一切以效率为优先。比如为了保护胃造口跟打点滴用的管子，把患者的手脚绑起来；或是为了避免患者在轮椅上乱动而摔倒，就将患者捆在轮椅上……然而老年人的身体若没有了外界的刺激和活动的机会，就会迅速地萎缩、退化。他们的心也一样，被绑起来扔在一边，过不了多久老年人就会一卧不起，他们身为人活下去的力量也将被夺取一空。

个人觉得，许多卧病在床的老年人并非"本身衰弱得卧床"，而是"被弄得衰弱到卧床"。

月华

Ⓚ 急救室里为何大多是老人？

在社会结构中，65岁以上的老年人若占人口的7%，便是"老龄化社会"；超过14%则是"老龄社会"；若超过21%，称为"超老龄社会"。而日本已经是货真价实的超老龄社会了。与此同时，人口死亡率也在年年增高，因此火葬场不足将会成为非常沉重的社会问题。日本的法律规定，人在死亡后48小时内必须火化完毕，但在首都圈里，必须按照排队顺序火化，有些时候甚至要等候一周以上。

进出急救、急诊室的老年人数量也在不断增加。大多是超过90岁，甚至100岁的老人。还有病情逐年恶化的失智症患者。当然，其中有些患者在经过紧急治疗后恢复了健康，但大多数仍是已无治愈可能。

东京都立医院的滨边祐一先生在《读卖新闻》的报道中指出："超过80岁的老人本应在衰老的尽头自然死亡，最近却有越来越多的人被救护车送到医院来。个人觉得，像这样的老人，让他们遵从自然的法则，在家人的围绕下静静走完最后一程，难道不是最圆满的做法吗？但是，一旦将他们送到自称以救命为目的的医院，二话不说就被装上人工呼吸器，开启了无比沉重、繁杂的医疗过程。因为医生们会害怕做得不够到位，想要避免遭到家属失去理性的控告。像这样，就算多少延长了一点活着的时间，但以插满管子、极度衰弱的身体度过人生的最后阶段，他们本人真的会满意吗？这种现状，从活用资源进行有效医疗的角度来看也是问题重重。一旦救急用的医院成了长期疗养院所，无论原本有多少家医院都会不够用，也完全无法发挥其本身该有的机能。"这些现实问题，社会大众已经不能再视而不见了。

此外，中村仁一先生在其著作《大往生：最先进的医疗技术无法带给你最幸福的生命终点》中也提到，想得到人人称羡的寿终正寝，就别在最后关头叫救护车。

人终有一死，这谁都明白。但是，在面对双亲的死亡时，子女们往往忽视了双亲本人的意愿，反而是执意要求施以各种延命的医疗。就算患者本人留下文字交代不要过度的医疗，很多时候家属也难以听从他们的意愿。

解决老年人临终过度医疗问题的根本之道，就在于将"不对临终期的老年人进行过度医疗"转变为整个社会的共识。很明显，这一天已经离我们更近了。针对这个问题，我收到了这样的回复。

✉ 读者来信

为了住进长照院所，不得不做胃造口

当老人"身体状况不好"而叫救护车送到医院时，接收患者的几乎都是急救设备完善的"急救型"医院。如果很遗憾地被判断为无法治愈，对负责的医疗人员或医院来说，做不做胃造口其实是无关紧要的问题，真正的问题在于有没有地方让患者待在这里走完生命的最后一段路。

现今的医疗体制并没有能力让患者住院、治疗直到其自然衰竭、死亡

（此过程最长可能达到数月）。这是出于对病床数量和医疗报酬制度的考量。虽然可以说接收新的急诊患者、进行必要的手术还有对医疗设备的维护变得越来越难，但这其实是为了减少长期住院人数而制定的医疗费用控制政策所导致的结果。有了这条政策，患者将不得不转入能长期入住的疗养院。而想要转入长期疗养院，先决条件就是病况必须稳定。

为此，院所会建议患者装设胃造口导食管。入院的每一个关卡虽然都要排队，但只要有空床，身体状况稳定的患者就能得到优先安置。

匿名

✉ 读者来信

现在就开始做准备

先生的母亲（82岁）入住医疗财团的老人疗养院一个月后便因肺炎被送急诊，度过濒危的三周，现在已经回到了疗养院。但她隔天就又发高烧，虽然意识清楚，问答也无碍，却坚决地闭着嘴，再也不肯吃东西。

目前是挂着点滴，但毕竟疗养院不是医院，能力恐有不足，家中和院所开始讨论该怎么决定接下来的处理方向。如果要延命，就必须再度住院；如果要采取安宁照护，疗养院也表明可以尽力协助。家人们尽快讨论后得出了结果。大家不约而同地认为母亲坚决地拒绝进食，可能是她不愿意进行延命医疗。毕竟在短短五年间她大小病痛不断（肺癌、脑瘤、帕金森病），生活几乎都在与病痛缠斗。她本人也好，家属也好，都已经拼尽全力地努力过了，接下来便顺其自然，听天由命了。

据说动物在感到死期将近时，会离开原来所在的群体独居，单独面对生命最后的阶段。人类也是动物，说不定也同样能感知到离别的到来。经由这件事，我们夫妇也商议过，在人生走到这个阶段之前，一定要事先好好地做准备，确定并清楚传达自己所希望的临终医疗方式。

莉莉的妈妈

Ⓚ 无视本人及家属意愿真的好吗?

在现实中,临终阶段的医疗甚至是连患者本人也无法决定的。在千叶县鸭川市的龟田医院,有位患上"肌萎缩性脊髓侧索硬化症"(ALS,俗称渐冻人)的68岁男性患者正在住院,他写了一份申请书给医院,要求院方在他失去正常的沟通能力后移除他的人工呼吸器。医院的伦理委员会尊重患者的要求,将申请书上报,院长拒绝了他的请求。

最大的原因在于,根据现有法律的规定,移除无法自行呼吸患者的人工呼吸器,极可能被以谋杀罪名提起公诉并逮捕。这个案例在全日本的报纸上被大篇幅报道,隔年在日本NHK的电视节目《特写现代》中,以"请拿掉我的人工呼吸器:围绕着生与死的辩论"为题播出,引起社会上广泛的讨论。

对于移除渐冻人的人工呼吸器,有一派反对人士认为那是对渐冻人的歧视及其压力来源。根据患者本人的意愿移除人工呼吸器后,就算相关的医护人员被逮捕,而后被判定无罪,不被起诉,但在等待判决的过程中,此人将面对不知多少诉讼的缠扰。考虑到精神上的折磨和经济上的损失,不管是谁都不想当第一只小白鼠。日本厚生劳动省在2007年5月发表了《决定临终期医疗过程的导引流程》,但就算依据这份流程做出决定,医护人员仍然有很大的概率会惹上官司。事实上，人们终究无法真正尊重患者本人及家属的意愿。

龟田综合医院的患者以本名向大众公开请愿，一针见血地指出了社会上存在的严重问题。但即使是意识如此清醒的患者及其家属共同的请愿，仍然无法获得日本法律的认可，这就是现今日本医疗难以跨过的障碍。

法律原本该是建立在大众认同的共识之上，如果这真的是一个尊重患者及其家属意愿的社会，那么这种官司及问题理应不存在才对。事实上，在美国，移除临终病患的人工呼吸器是理所当然的措施，如果拖延时间不移除，反而会因为折磨病患、藐视人权而遭到起诉。

✉ **读者来信**

我期待的临终医疗

我是一个ALS发病近三年的62岁男性。由于我的病情不断地恶化，无法进食及呼吸的那一天恐怕早晚会到来。我已做好了心理准备。

我对主治医生郑重地说过："人类啊，一旦到了没办法自己呼吸、没办法自己进食的那天，生命就算是结束了。我不要做胃造口或装人工呼吸器，我不要用那些东西。"不过，窒息的痛苦我只能去猜测，如果那时是极其受折磨的，那我宁可早点死，至少用麻醉剂或什么药来让我走得不那么辛苦。但医院什么时候肯收我，一切都还得不到定论……

秀爹

✉ 读者来信

现今社会急需的不是求死的权利，而是自主选择生死的自由与权利

由于具备急救医务人员的资格，我每年都必须到医院进行固定时长的实习。我想聊聊在实习时碰到的患者的故事。

在ICU（重症加强护理病房）实习时，我和一位ALS已发病的50岁男性聊了起来。事实上他无法真的发出声音，所以是将写满字母的板子拿到他的面前，我的手指放在字母板上，依照他眼球看的方向移动，指到正确的字母时，他会用力眨眼，我们就是通过此种方式拼凑字词来沟通的。

这位患者原本是位警察，ICU的工作人员告诉我，他的"病情恶化速度极快"。这位患者费尽力气向我传达的内容是："珍惜人生地活着！怀抱感恩之心地活着！现在的你们是幸福的。我在病倒前也是珍惜着人生、心怀感谢地活着。但如今我很痛苦，仿佛在十八层地狱里受苦。对现在的我来说，死才是幸福的，但我却求死不能，这才是真正的地狱。你要珍惜现在的生活！"

听完，我颤抖得连字板都拿不住。在急救的现场，我看过太多手脚齐全、身体健康的人一个接一个地选择死亡，人们常把"活下去是一种义务"挂在嘴边，但自己选择死亡倒也不至于是犯罪（从法律上来说）。那些渴望自杀的人，多数都主张自己有"求死的权利"。

唯有那些生活质量已明显下降，在现代医疗的能力下仍只能无奈地数着日子等待死亡的患者，这个社会应当给予他们一个特殊的权利，这不是"求死的权利"，而是"不必再继续活下去的权利"，也就是"自主选择生死的自由与权利"。我们这些仍处在正常生活里的人，应该尽快敦促政府修订必要的法规。

最后，我想代替这位患者，传达一句他曾反复对ICU工作人员说的话：

"我不求世界研发出什么治疗手段，我求的就只是让我平静地死去。"

急救医务人员

® 让人无法自然迎接死亡的医疗系统

就日本的现状来说，不进行延命措施，仅进行安宁疗养的医院可以说极为稀少。其中的一个原因，就是诊疗报酬。不管是民间私立医院或国立、公立医院，都逃不了面对"经营"这个难题。

中心静脉营养、装设人工呼吸器等，能获得的诊疗补助比进行其他医疗要高出许多。由于病人在急救型的医院住院久了，医院可以获得的诊疗补助将随之下降，所以会早早给患者做完胃造口让他们出院。种种前因后果，造成了医生们在不必要的情况下大量进行延命医疗的结果。

再说到老人长期疗养院的设备问题。此类院所几乎不会有医生长期轮值，接近临终阶段的入住老人会被搬送到医院，接着开始无止境的延命医疗。就算是有医生在的老人保健中心，也大多会转送病人去医院。

不送医院进行延命医疗，想在关怀集居住宅（Group Home，是为不能自主生活的老人、失智症患者等提供的设施）或自己家里进行安宁疗养，必须获得一位充分理解安宁疗养，并且可以24小时随时到家中出诊的医生协助。但是，能提供这种协助的医生何其稀少！

对于这些违背患者意愿的延命措施，大多数的医生都抱着如下态度："说实话我也不愿意这样做，但也没别的办法。"

　　既然如此，建立一种让患者能够不接受延命医疗，而是可以在相关医疗院所、自家住宅中接受安宁疗养的医疗制度，更是不可拖延的必要之举。解决问题的关键握在所有医生的手中，如果医生们不发声，那又有谁能帮助他们呢？

✉ 读者来信

自然死亡

　　鄙人已年过八十，说到死，只希望能顺其自然。但是，一想到该在哪里死去，就不由得感到十分困惑。

　　如果没做胃造口导食管、没打静脉点滴，我就不能住进长期疗养院。但是，孩子们已经各自成家，冷清的家中会有谁来照应我呢？看情况，这大概会成为一桩由警方接手的猝死案件了。有关临死的种种，政府是否应该建立起更符合社会观念及效益的制度呢？

剑

Ⓡ 生死抉择引发的家庭纠纷

一位80岁的男性患者已发展至阿尔茨海默病的晚期。他除了卧病在床，还说不出完整的句子，更无法自行饮食、排泄。因此，当我询问这位患者的女儿（她是护士）是否要为年老的父亲施以高卡路里导管喂食或静脉注射时，她回答："我不知道父亲是怎么想的，但我个人觉得不要。"于是我将方案改为自末梢静脉注射点滴，每天注射500毫升。

其后，由于点滴量不多，患者并未出现多痰的问题，躺着也能洗澡，度过了一段相当平静的日子。想来这位女儿应该非常欣慰，于是我联络了她。没想到她一开口就急得哭了出来，问道："我原本不希望爸爸做延命医疗，但和我同在医院工作的家人做出了跟我不同的选择。我这样的决定是对的吗？"

我回答："一旦开始依赖维生系统，患者的生活将变得痛苦不堪。我认为保持目前的状态，对他本人来说是最轻松舒适的。不过，如果你改变心意，不论何时都能马上改为导管喂食和静脉注射的方式。"她这才安下心来："好的，我明白了，保持现状就可以了。"

在那之后不久，我再次问她："现在状况还好吗？"她说："我不想让爸爸最后的日子充满痛苦，所以鼓起勇气拒绝做延命医疗了。但是，我却对院里的患者们持续进行不愿用在我爸爸身上的医疗。我渐渐失去对工作的信赖感，觉得非常难受。"

在年老的父亲过世的前几天，那位女儿曾对我说："没关系了，我已不再苦恼了。我和爸爸的亲子关系曾经非常差，以前连他的面都不想见到，但不可思议的是，这段时间我竟然每天都来探望他。"她一边说着，一边用吸满水的海绵，怜爱地轻按在父亲的舌头上，为他湿润口腔。拒绝延命医疗的决定使这位女儿对现实产生了许多思想上的困惑，接着在和我聊过之后，她克服了这份迷惘，同时也和父亲修复了彼此的关系。

我想起失智症家属协会里有位人士曾说过："只要有人来问我胃造口该不该做，我都会对他说，接上腹部导食管是个地狱，但不做也是个地狱。"现阶段，不管接不接受延命医疗，整个家庭都会因其产生矛盾。为了减少家属们因医疗而起的纠纷，相关的医师学会都有必要站出来，以坚定的立场大声疾呼：迈入临终期的老年人根本不适合进行胃造口手术或做中心静脉营养！

如此一来，才能避免家庭因老年人的医疗产生更多痛苦。再者，更重要的是要在本人的意识还清醒时，将自己的临终意愿传达给家属。

✉ **读者来信**

被践踏的尊严

任何生物只要无法自行吸收营养了便会死亡。我认为这是极其自然的事情。而企图抵抗生老病死的延命医疗，我无论如何都不能苟同。

我母亲因为癌症而过世。光靠延命医疗多活了三个月，但是在这三个月里，我们丝毫无法沟通，每次看着通过管子获取营养，又通过管子排泄大小便的母亲，我总是充满深深的歉意。我想她本人一定不愿意走到这个地步。我无视了她的尊严，使她以这么辛苦的模样困在人世间，那份罪恶感在我心里挥也挥不去。

延命医疗之苦，谁看了都不想发生在自己身上，但家属却仍然执意要做，我无法相信那是出于爱，那只是活着的人的自私罢了。或许也会有人觉得，亲人明明还活着，却要撒手任其死亡，这是多么残忍的事。但强迫所爱的亲人以受苦的姿态留在自己身边，难道不是仅仅满足了自己的欲望而已吗？对我来说，进行不必要的延命医疗只是一种践踏人类尊严的行为而已。我绝对不想以那种死法告别。

MN

第2章
刻板的
临终医疗

® 老年人进食量减少有其原因

老年人每隔一阵子会有突发性的食欲低下，或是出现茶不思、饭不想的情况。其原因当然有很多种。有时候，通过恰当的照顾和应对，老年人能够自然恢复食欲，但也有些状况下，不管做什么都无法改善。因此，找出老年人对饮食失去意愿的原因是非常重要的事。

1. 食欲低下的原因

（1）有病症发生

通常人在生病的时候，食欲会受到影响，这一点在老年人身上体现得更为明显。肺炎、心力衰竭、癌症、骨折等，都是老年人身上常见的病症。食欲突然间急剧变差，很有可能是受某种病症的影响。此后就算病症痊愈，要恢复食欲及活力也需要花上相当长的时间。

▌出院后即顺利恢复食欲的例子

有一位86岁的女性住院患者，在心脏病获得妥善治疗后，仍迟迟没有食欲。本人也精神萎靡，感受不到活力。她的女儿认为：如果继续在医院待下去，长期食欲不振，大概也就只有等死，所以她大胆做出让母亲出院回家的决定。对女儿来说，支持母亲出院一事也令她相当不安，不料一回到家里，母亲竟如她的猜测般，立即恢复了食欲。自那次住院以来，至今已过了六年，92岁的老太太到现在都还精神饱满地过着安稳的日子。

很多老年人离开医院，回到熟悉的家里或疗养院所，就会自然地恢复气力、食欲，也乐于进食。冰淇淋、果冻、水果等，从他们原来喜爱的食物开始，短短一两星期就能看到明显的成效。在住院前能正常进食的人，在病症治疗完毕后能够自然恢复饮食。家人需要耐心地给予支持和等待。当然，如果病症无法治愈，食欲也会难以提升。如果硬逼着他吃，对本人又造成了另一种折磨。

对急救型的医院来说，病患住院的时间一拉长，医院能得到的医疗补助就会降低。因此，很多医院会急切地建议装设胃造口导食管，好让病患尽快出院。我曾在某个医院碰见一名护士拼命说服一位高龄病患进食，她这么说："奶奶，加油吃呀！不吃就要给你的胃钻洞啦！"

（2）因药物引起

抗抑郁药、抗失智药、镇痛消炎药等或多或少都有影响食欲的副作用。停药后，食欲便会自然恢复。

■ 停药后自然恢复食欲的例子

有一位92岁的阿尔茨海默病患者，几乎已到了滴水不进的状态。家人不论怎么查，都找不出原因。最后想不出其他方法，索性把治疗失智症的药物停了。没想到自停药的第三天起，患者便开始产生食欲，饮食逐渐恢复正常了。可见即使是长期服用的药物，也不可掉以轻心。

（3）新环境造成食欲不振

老年人（尤其是失智症患者）很难适应新的环境。因此，搬家、住院、进疗养院等都可能对他们的食欲产生影响。在抗拒住院、进疗养院的情况下，老年人更容易失去对活下去的期待，因此导致拒绝进食。

■ 因为被强迫住院而失去食欲的例子

有位 84 岁的女性失智症患者，固执地认为儿媳妇偷她的钱，还大吵大闹。家属在困扰至极的情况下，将患者送入医院治疗。原本患者在家中的饮食正常，住院后立刻就变得不吃不喝，哀伤地抱怨着："我不要来这种地方。"家属担心再这样下去会危及生命，于是暂且决定让她出院。结果回到家后，她就不再抗拒饮食了。

（4）衰老

衰老是我们无法忽视的原因之一。不论是谁，只要接近人生的终点，食欲都会自然地降低。

■ 因衰老而不再进食的例子

一位 97 岁的老年女性，食欲日渐降低，最后变得不太进食了。家属表示"这是衰老的自然症状，不需要特别打点滴"，因此让她自由地吃她吃得进去、喝得下去的分量。有一天，当家人端上饭菜时，她说："吃了这些马上就会死掉的。"两天后，她就安稳地在睡梦中逝去了。当死亡接近时，人会自然地降低摄入量以减轻身体的负担，最终以平稳的状态停止身体机能。

2. 引起吞咽障碍的原因

（1）有病症发生

脑梗死、脑出血、神经类疾病（如帕金森病、ALS 等），或是像失智症之类的病症，都有可能引起吞咽困难。尤其是失智症，很容易引起呛噎，最后病人将会变得完全无法进食。

（2）因药物引起

若施用较多的抗精神病药物、精神安定类药物、安眠药等镇静类的药物，就容易引起吞咽障碍。

老年人在住院后，常有拔掉打点滴用的针管、大吼大叫、吵闹的现象。这些尤其常见于失智症患者。也因此，失智症患者常被施用镇静类的药物。当药量过度时，就会使吞咽功能产生障碍，造成吸入性肺炎。最好是能够选用不引起吞咽障碍的药物，但更换药物也会有药效不明显、无法取得理想疗效等缺点，药量增减也非常难以判断。因此，当疾病治愈后，有必要安排老年人尽快出院回家。

Ⓡ 临终期的老年人不需注重营养管理

对病症有可能完全治愈的患者来说，营养管理是非常重要的观念。营养不均或不足，都会将病症或手术的预后阶段拉长许多。因此，现在有很多医院都设有"营养室"（Nutrition Support Team）。但是，对人生即将迎来最后阶段的老年人来说，他们完全不需要像年轻人一样注重营养管理。

一位80岁的老年女性患者，由于身患重度阿尔茨海默病，既无法说话，也没办法通过自力坐好。即使为她准备了有特殊靠背的轮椅，她的身体仍会左右倾斜。平时她会像婴儿一样吸吮自己的手指。护士将食物绞成泥状，制作成肉冻、菜冻后用汤匙喂她，她也常常吃到一半就累得睡着了。

疗养院的员工为了让病人摄取营养，会把睡着的患者叫醒，让他们吃完足够的分量。但患者在不想吃的情况下更容易噎到，一旦如此就要抽出异物，这样反复多次，最后就容易引发肺炎。

当时我毅然做出指示，要护理人员碰到患者睡着的情况时停止喂食。此后，患者因呛到、噎到而引起肺炎的情况就不再发生了。而护理人员也因为不必再担心发生患者哽噎的意外状况，工作时的压力减少，心情也得以大幅纾缓。

人类在接近死亡的时候会变得不太进食，也不会说自己饥饿或口渴。因为这是动物在临终时的自然状态。但是，医院的营养师团队并不知道患者平日的状态，他们会直接提出患者"血清白蛋白值太低"（营养不良）、"体重下降"等问题，接着会建议摄取许多高价的营养食品，但老年人哪里吃得下这么多东西呢。

许多家属也容易陷入同样的窠臼，"最近食欲好像不太好""好像瘦了""该不会营养不够吧！"，等等。为了尽孝，发展至"带他去医院打点滴就会有精神了"。但是，人生进入最后阶段的老年人，并不需要做这些营养管理。与其用数值来判断营养够不够，不如让他们吃到美味、吃得开心，不要硬逼他们多吃。

⑧ 医疗奇迹不会发生在每个人身上

所谓的临终阶段，日本老年医学会是这样下定义的："由于病症具有不可逆之进行性，并在现今时代所能采取的医疗手段下仍无法治愈或阻止其发展，导致近期内不可避免的死亡结果。"简单来说，就是已无药可救的状态。

但是，只要一谈到所谓的临终医疗，就一定会出现这样的声音："当时医生宣告没有救了，但通过治疗好起来了，现在精神得很！"正是如此。老年人群中常常有这样的例子出现。明显已经是药石罔效，通过治疗居然又好了起来，临终阶段本身就是如此难以判断。

✉ **读者来信**

还是会有奇迹的

我母亲去年6月患上脑梗死，以最糟糕的状态入院治疗，年龄86岁。运气最差时心肺停止工作，连手术都无法进行。医生说再这样下去，会因心脏机能完全停止而过世，然而隔天却在抽了一点血后，恢复到了可以进行手术的状态。

"即使手术成功，患者的意识也不会清醒，你们打算怎么做呢？"医生这样问我。身为家属，只能把最卑微的希望传达给医生："即使没有意识，就算只有身体是温的，也还是希望她活着！"而后进行了手术。

后来手术成功了。母亲的口中插着管子，接着人工呼吸器，头上也有一堆管子。过了一段时间，母亲的眼睛睁开了，左脚变得能动了，两个星期后开始能够自行呼吸，两个月后装上胃造口导管，甚至恢复到能坐在轮椅上。

这期间，为了保持卫生及形成刺激，我每天都用牙刷为母亲清洁口腔。转到康复中心后，开始进行长达三个月的进食训练，在出院时母亲几乎已可以进食，也每天都进行步行复健。

一年又三个月后的现在，她每天都会用手机给我发信息，表情也变得丰富了，虽然还无法上下楼梯，但已经逐渐恢复到生病前的样子。

母亲过去是一名护士，曾说过她绝对不要无效的延命医疗，但这一切并不是在无意义地浪费医疗资源。如果什么都不做，我想母亲就会在病发当时死去了。如今母亲能恢复到这么健康的状态，全都是凭借采用被人诟病为无效医疗的方式得到的。

珍惜家人

在这个例子中是否真的发生奇迹，我们不得而知。家属认为即使母亲毫无意识，也希望她继续活着，因此执意治疗，所幸母亲也顺利恢复到能够自己发手机信息的状态。但是，如果这位母亲在手术过后仍是意识不清呢？或许孩子们会永远地困扰究竟应不应该违背母亲不要无效医疗的本意吧。

医疗是一种无法提供百分之百保证的东西，不进行尝试就无法得知治疗的结果。当今的日本，为了一位能顺利恢复健康的患者，而另外制造了99位以植物人状态卧床的病患。相对地，在欧美国家，也许正是为了不制造这99位植物人病患，而让那一位有微小恢复希望的病患自然死亡也未可知。

　　到底哪种做法才好，我们无法妄下评断。我们仅呼吁大众在尽量了解到医疗是一种多么不稳定的东西之后，为了意识不清的、亲爱的家人，做出对他本人来说最好的选择。此外，也要提前为了自己迎来那一刻做准备，预先把自己希望的医疗方式告知家人。

® 我们都只是普通人

在电视上常常可以看到身体健康、精神饱满的百岁老人，这些老人既没有患上失智症，饮食也正常，还能自在地运动，令人羡慕不已。我希望自己将来也能那样自在，同时更希望父母能够那样健康。"不，是一定要这么健康才行！"在不知不觉间，你我是否都陷入了这种莫名的确信里了呢？

最近，有位接近百岁的老年人发生了健忘的情况。由于变得健忘，家人就把老人带去看医生。但是，让我们冷静地思考一下。根据统计，95岁以上的老年人中，有八成患有失智症，超过百岁的老年人则几乎都患有相关疾病，身体也都有些大大小小的毛病。

百岁之后，身体和头脑都还健康如以往的人，根本不是普通的老人。这些人是超人，也就是所谓的"超能老人"，就像是老年人里的奥运选手一样。但是，相信自己只要够努力，不论是本人还是双亲，一定都能有健康的老年生活——大家都以成为超能老人为目标而努力。

目标定得高是很好，但也有其负面效果。

有一次听闻一位96岁的女性，因为怀疑自己健忘而到医院接受检查。她说："我最近常常想不起人的名字。"所幸检查过后发现她并非得了失智症，只是到这个年龄正常的健忘而已。

但她本人听到这个结果并不开心，她对自己变得健忘一事感到十分不满。"以前我从来不会想不起来的！"我认为，人还是接受现在的自己比较好。接着她要求我给她开能够预防失智症的药物，我向她说明这种药物并不存在，但她仍坚持说"在电视上看到过很有效果的药"，不接受诊断的结果与建议。

我反过来问她："你觉得自己还能够活多少年呢？"她回答："十年以上。"旁边的家属也跟着说："我们家的人都很长寿，很多人到了106岁还没痴呆呢。"我对于他们对长寿的认知大感意外。对她来说，不痴呆地活到106岁是理所当然的事。可在我来看，活到96岁还能健健康康、有精气神就已经很了不起了。不过，她本人及家属一点都不这么认为。

大家梦想的长生不老，对身边的人来说是种困扰

另外也有这样的家庭。患者是一位95岁的女性，由于身患重度失智症而长期卧病在床，饮食也需要人照料，吞咽困难反复地导致了多次吸入性肺炎。最近由于食量减少，她的精神开始变得很差。

虽然我多次告诉患者的女儿："你的母亲已来日无多。"但这个女儿总是认为："医生，你再帮她打点滴，打完点滴就会恢复精神了，对吗？"我大感震惊。这个女儿对我说："死是别人家才会发生的事，我的父母亲才不会死。"

人终有一死，这谁都知道，但这毕竟只是理论上的共识，大多数人还是认为自己的父母亲过世是很久以后的事，因此无法对亲人的死亡做具体的想象。所以，他们无法理解及接受人类在临终时，

食欲会逐渐降低，也渐渐打不起精神。

也因此，这样的家属常常到了最后一刻，还坚持必须给临终亲人的身体里打入各种营养和药剂。

日前我在进行一场关于失智症的演讲时，遇到有人提出以下问题："我听说很多失智症患者都死于吸入性肺炎，明明他们都做了口腔护理，怎么会发生肺炎呢？如果躺着容易噎到，导致肺炎，那干脆让患者坐在轮椅上不就好了？"

我想，这位朋友也同样还不明白，人类有其无法跨越的极限。许多年前，电视台曾播放一部欧美电视剧，叫作《火炬木小组：神迹日》。剧中，这世界上的每个人都不需要面临死亡，因此导致地球陷入人口过剩的危机。

每个人都健健康康地长生不死也就算了，如果人们碰到意外，身体变得残缺不全、陷入重度疾病也都不会死呢？真的发生这种异变可就麻烦了。健康地长生不死当然是很好，但不死难道不会是一种困扰吗？年轻人怎么负担得起那么多老年人的生活所需？诸位，长寿虽然很重要，但我们也迎来了应该开始考虑该如何让自己能安养天年，祥和地寿终正寝的时候。

✉ **读者来信**

日常生活中的"死"

我是一位每天在医疗现场，尤其是到家进行诊疗的医生。看过许多努力了一辈子，熬过一段动荡却也绚烂的日子，目前正值八九十岁的患者。他们到了最后还都抱着"我要挺住！"的决心，坚强地活下去。这异样的气氛让我不由得感到疑惑，要"一直活下去"，究竟又是为了谁在活着呢？

　　回顾过去的人生，迎接自己的临终期，关键在于本人和家属都要在日常生活中慢慢地做好准备。要记得思考生命有其时限而非永生永世，想想只能趁活着时才能做的事，要珍惜活着时的每分每秒……我常常在看诊的过程中和患者聊到这些，希望患者和家属都能做好准备、避免遗憾，但只能说十分不奏效。在这30多年间，"死亡"变得过于特别，但它原本就是日常生活中无法避免的一部分。

　　我在此再次恳求大众，重新思考一下我们对"生"与"死"的认识，期待引发大众对此议题的讨论。

若是樱花

Ⓚ 照顾得好好的，怎么会遭到警方介入呢？

选择在家中进行临终照护时，如果没有固定的家庭医生来巡诊，会引来警方的关切和介入。有时候地方上的警察在与居民交谈时，如果打听到消息，会登门拜访以杜绝老人受虐的可能。

平常就要寻找能够照应自家的家庭医生

居家做临终照护，送亲爱的家人最后一程，整个过程中就算没有发生任何意外，家属仍不免在心中留下挥之不去的疑虑，担心自己哪里没有做好，是不是让家人受苦了，是不是间接促成了家人的逝去。

我们故去的家人一定也不愿给留下来的家属添加心灵上的阴影吧。为了避免造成这样的情况，平时就要预先找好家庭医生，以便在临终阶段的照护方面为家属提出适当的建议。

我们也接到如下意见。

✉ **读者来信**

平稳的最后时刻

约莫是30年前的事了。我从母亲那里听说，我的祖父是在十分宁静安详的状态下过世的，仿佛他只是陷入了熟睡一般。但随即来到的医生说家属居然数年来都没有请医生来看诊过，凭着这个理由，连警察都找上门来。

当时家人们都希望祖父能平静地在亲人陪伴下安详阖眼。但在现今的时代，法律必定会介入这件事情，像我这样什么都不懂的一般人，到时候恐怕根本束手无策。

ykks3

针对这一点，我们还收到了相关反馈。

✉ **读者来信**

没有家庭医生，就由警察上门？

"明明是安详的寿终正寝，却有警察上门询问"，这是网友ykks3的留言，不过我认为那只是正常的手续之一，不必太过紧张才好。

当亲人在家中自然过世，地方诊所的医生在宣告老人去世后，所有的处理都是依据法律规定来进行的。在宣告死亡的同时，由于老人生前并没有经过诊察，因此医生不会开具"死亡诊断书"，而是会开具"遗体检查报告"，只要有一丁点儿死于他杀的可能性，医生都有义务通知警方。而就算登门询问，了解情况后查明没有犯罪可能，警察就会马上离开了。

虽然也可以直接叫救护车来，由医院认定老人已经死亡，但如果是刚刚离世，急救员在救护车上也会对老人的遗体施以急救（AED、胸外按压等）。为了避免此种情况，只能在老人生前意识清楚时，让其写下"请勿对我进行急救"的字据（可以让老人自行写好，将保管的地方清楚地转告家人）。

碰到亲人有失智症的状况时，如果不请医生来看诊，仅由家属进行照护，则容易有"虐待老人"的嫌疑。就算不喜欢请医生来，为了避免给去世后的处理带来麻烦，最好还是请家庭医生定期来看诊。

如果患者本人在失去认知能力前，准备好能清楚传达本人医疗观念的"事前指示书"（内容诸如不希望急救或不接受延命医疗等），届时由家人转交给家庭医生，以此清楚地传达本人的意愿，说不定能够成为促成寿终正寝的助力之一。请好好寻访一位能够协助患者及家属达成此心愿的家庭医生吧！

一种人一种命

就连采取居家自然临终照护都会受到警察关切，临终阶段的患者一旦取下人工呼吸器，警察肯定更会介入。以前曾有这样一篇报道：

2004年，北海道羽幌町的道立羽幌医院有一位驻院女医生，在某位90岁男性患者家属的同意后，为患者取下了人工呼吸器。而富山县射水市民医院则在2000年至2005年这几年间，由当时的外科主任为共计7名癌症晚期患者取下人工呼吸器。警方因谋杀罪的嫌疑对此二人加以调查。结果虽为不起诉，但因为并非经过严正判决来判定无罪，所以现阶段为临终重症病患取下呼吸器仍然无法保证不会被警方调查或卷入官司中。

在人工补充营养方面也是同样的情况。考虑到有可能被警方调查、逮捕，医生都会选择继续为临终病患进行延命的无效医疗。

正因为除非患者病愈，否则装上去的人工呼吸器就几乎不能取下来，所以现在主张从一开始就不装人工呼吸器的医生有所增加。坏处是偶尔有需要人工呼吸器的患者无法迅速得到协助。对于临终阶段的老年人来说，创造出允许医生为他们取下人工呼吸器的社会环境，是眼前非常重要的事情。

Ⓚ 欧美国家老龄医疗的侧重点

让我们来试想一下，处于临终阶段的老年患者真的需要做血检吗？做了血检，想必会发现各种异常数值。而发现了异常数值，我们医生就不能坐视不管。钠与钾等电解质如果发生异常，就必须补足，结果就要打点滴。迈向临终期的病患，血管壁都薄而脆弱，血管也很细，打点滴用的针要扎进正确位置并不容易。于是，护士们只好反复把针扎进患者的身体。肾脏机能不好的话，医院就有可能让病人做肾透析。和使用人工呼吸器时的情形一样，患者处于一种好也好不了，但想死也死不了的状态。

但是，像这样硬为患者延长寿命是否真的有意义呢？特别是原本就已时日无多的老年人、没有意识的患者，让他们以无法正常生活的状态留着一口气，真有其意义吗？这值得我们深思。

日本作为世界第一长寿国家，对老年人的医疗模式却迟迟没有确定该有的规范。也因此，虚弱的老人接受的是和年轻人同样的身体检查，医生开出同样的诊断书，让他们跟年轻人吃一样的药物。此外，老年人和其家属也都期待获得周全的治疗，在临终阶段也持续通过打点滴或用导管喂食来推迟死亡。

在欧美，对老年人的诊疗以缓和痛苦及提升生活质量为目标，从而进行各种缓和治疗。到了临终阶段，不进行血检、量血压或验尿等检查。这段时间不如尽量安排家人在旁边陪伴。日本国内最近终于开始有人讨论起老年人临终期医疗该是什么形态。须知人的寿命有限，我们应当理解并接受随着岁月流逝，身体机能也会逐渐衰退的道理。

✉ 读者来信

胃造口与医院要求

我们夫妇两人同时照料着两位母亲，一位做了胃造口手术，另一位则没有。我觉得，没有做胃造口的母亲受到的痛苦较少，这让我们深感庆幸。但是大多数的医院，都无视患者本人和家属的意见，总是武断地对患者进行胃造口手术。他们总是或明示或暗示地传达"不做就是见死不救"的讯息，简直就像以前日本幕府进行外来宗教迫害时，逼迫教徒违背心意去践踏圣像一样，要我们亲手把家人推入遭受痛苦折磨的深渊。

yoshi

⑧ 面向医疗从业人员的问卷调查

一直以来，我负责的失智症病房碰到患者本人或家属不希望通过导管喂食或中心静脉营养进行延命时，就采取一日打500毫升点滴的支持疗法。用这样的疗法，患者仍能延长寿命两三个月，接着会渐渐地失去意识，变得极为瘦弱。当我把这个事实直白地告诉家属，绝大部分家属都会不再拘泥于打点滴。也因此，最近有许多临终期的病患及其家属选择不打点滴，让病患自由地饮食，只吃喝本人咽得下去的量。

在这种决策之下，一位资深的护士这样和我说："至今为止，长期打固定量的点滴直到过世的患者都饱受痛苦。但自由饮食而不打点滴的患者，不管哪一位在过世时都显得相当平静。我从没看过这么祥和的死亡。"这个截然不同的结果让她感到非常惊异。

此外，另一位年长的护士也有这样的说法："我年轻时也认为既然是医院，就不能不做医疗处置，所以看到有不接受明确治疗的患者时，会不懂为什么他们不赶快出院。不过现在，我却开始认为像这样什么都不干涉，只是静静地照顾他们也是我的工作职责之一。"

与此同时，也不可避免地有护士认为这种做法不妥当："搞什么呀，不就是让老人营养不良而死吗！"明明身处同样的职场，看法却如此大相径庭，实在让人大感意外。认为来医院就至少要打点滴的护士或护工，似乎无法接受降低点滴量或不打点滴的观点。虽然我总认为，只要他们看到患者们安宁、平静地走完最后一程，一定就会对打点滴有其他的看法。但无奈的是，现实并没有这么简单，"点滴神话"实在难以打破，也可以说，我这才真正看到要推动社会去跨越这道障碍有多么艰辛。

为了找出大众能够接受的临终期医疗模式，我认为应该听听更多来自医疗最前线的意见，因此我在负责的病房中进行了问卷调查。

我的问题是：当家属不希望通过导管喂食或静脉营养点滴来为患者进行延命医疗，倾向于让患者留在本医院中进行安宁疗养时，可以选择"将点滴减少至一日500毫升"或"不进行点滴"。而进行这两种处理的前提是不管减少点滴或不打点滴，都必须获得家属的同意。我想知道医护人员对此事有何看法。

问卷调查的结果如下：护士和护工各有两成认为这样做患者会感到口渴；有一成护士和三成护工认为患者会有空腹感。总结：仅有少数医疗从业人员认为患者会口渴、有空腹感。

此外，有半数护士认为患者抽痰和浮肿的情况减少了，也因此认识到减少点滴或不打点滴的好处。而对于临终阶段的患者应当打的点滴分量，有四成护士认为不需要；两成护士认为降低至一日500毫升即可；认为应该打一般人分量的，一个都没有。

也就是说，有六成的护士依据他们的临床经验认为，临终阶段应当减少点滴的分量或是不打点滴。

今后我也会不断询问现场医疗人员的意见，并时时启发他们：

其实临终阶段根本不需要打点滴。问卷调查的最后附有空白的意见栏，让我们一起来看看护士和护工们有哪些看法。

1. 护士：

（1）根据个例，临终阶段该怎么应对非常难拿捏。

（2）希望能保持遗体的美观。

（3）如果不打点滴来迎接最后阶段，可以不必在医院，最好可以在家里或疗养院临终。

（4）有打少量点滴（一日500毫升）的患者多活了四个多月，但是长出了褥疮，患者本人也在三个半月左右时说出过"好痛苦""好想赶快到爸爸那里（天国）去"。总觉得好像是延长了患者的痛苦，所以我个人觉得不要打点滴比较好，但一定要事先征得家属彻底的理解和同意。

（5）大多数临终期患者的肾脏机能都有问题，人浮肿得很严重，应根据个例，将点滴量降到一日500毫升为宜。

2. 护工：

（1）能做到的还是尽量做比较好。

（2）说实话，我还记得听到一天只打500毫升点滴时有多么惊讶。我本来也认为医院就该做各种医疗处置，大概也有一部分患者家属跟我有同样的想法，只有这样他们才会放心。在我以前工作的医院，除了会喂患者吃得下的分量的食物之外也会打点滴。不过，有些情况我看了也会觉得，像那样惨兮兮地活很久其实会很痛苦。

（3）只要家属认可就可以了。

第3章

阻碍安宁善终的各种原因

Ⓚ 万众期盼的"临终医疗指示"未被善用

以何种样态迈向人生的尽头，是非常重要的问题。不论是不想在不省人事的状态下长期注射人工营养、插着人工呼吸器的人，还是想要死得如愿的人，都建议各位事先将自己认可的临终期医疗方式留存为书面纪录。虽然这种事前的医疗意愿指示书并不似欧美般具有法律效力，但还是能发挥一定的作用。

清楚传达意愿的方法有几个，接下来为各位说明。

（1）**医疗决定**[1]：针对本人在临终期的医疗方向与程度做出指示的文件。

（2）**医疗意愿指示书**：在医疗决定里，附上医疗沟通代理人的资料及署名。这里所说的医疗沟通代理人，是在患者已无法表达对临终期医疗行为的意见时，能够代为传达本人意愿的人。

说到这里不得不提到，由于医疗决定或医疗意愿指示书大多为患者本人自行撰写，其格式并不统一，经常会出现针对医疗内容的意愿传达模糊不清、提到与医疗无关的内容等问题，这可能会间接

1　Living Will，在这里提到的Will意指个人意愿或遗言，即当事人在生前的意愿或去世前的遗言（译者注：常见的说法还有"预立医嘱"）。

造成主治医生感到混乱、疑惑。此外，这类文件通常保管于家中，也有过临时要用到时找不到收在哪里的状况。

供作参考的美式"医生指示书"

为了解决上述种种问题，美国的俄勒冈健康与科学大学（Oregon Health & Science University）附属医院于1991年开始提倡"生命维持医疗相关之医生指示书"（POLST），细节请参考次页。我们特别采访了当时参与促成该企划的医疗伦理部的理察森博士。

指示书在患者被诊断为会因病情发展或年龄缘故而仅剩一年寿命时，由患者本人和医生在充分沟通后共同完成。内容为患者本人在临终期内接受四大类延命医疗的意愿、方式、程度，并将详细结论列于两张粉红色的厚纸上，正反共计四页。

四大类延命医疗包括：心肺功能停止时的急救、在尚有脉搏及呼吸时的积极介入医疗、抗生素的使用、人工营养。

生命维持医疗相关之医生指示书	
（POLST, Physician Orders for Life-Sustaining Treatment）	

生命维持医疗相关之医生指示书	
将任何一位患者视为完整行为人，并给予其尊重、治疗。首先，请遵守以下指示。其后（若有必要）请和医生、护士长联络。本文件为记述患者之医疗病理状态以及以本人意愿为基础的医生指示书。医生将根据下列选项结果，针对该项目进行完整的治疗。	姓名 出生年月日

A：心肺复苏术（CPR）：无脉搏且呈现呼吸停止状态
□施以心肺复苏术：进行CPR
□不进行心肺复苏术：DNR（NO CPR）
若心肺功能未停止，请参照B、C及D项目进行处置。

B：医疗处置：心跳停止、呼吸停止，抑或两者皆确认停止之状态
□仅施以缓和治疗：包括可由任何方式投与药剂、搬动身体、处理伤口，以及其他能够缓解痛苦的措施。以缓和症状为前提，可施以输氧、抽痰，在不使用医疗工具的前提下确保气管畅通。不为进行延命医疗搬送至医院，但如果在现场无法缓和本人痛苦时，可移送至医院。
□施以一定范围内的医疗处置：包含上述内容。进行定义上的医疗行为、点滴。必要时装设心电仪。不进行气切，不插入确保气管畅通的人工气管、人工呼吸器。如有必要，可移送至医院，但不进加护病房。
□进行所有医疗行为：包含以上内容。使用人工呼吸器，并同意采用气切等医疗手段。在必要时使用除颤器。经指示可移送至医院，同意范围增添加护病房之治疗内容。
追加事项：

C：抗生素
□不使用抗生素，仅以缓和症状为目的进行抗生素以外的投药。
□使用抗生素，并依使用期间本人病况、感染情况来决定。
□只要能够延长生命，同意使用抗生素。
追加事项：

D：以人工方式施行营养补充：在可能的情况下，以口部进食为优先摄取方式
□不接受导管喂食。
□在规定期间内，可进行导管喂食补充人工营养。
□同意长期接受导管喂食补充人工营养。
追加事项：

E：医疗相关之重点归纳及署名
参与本指示书制作之患者：　　　　医疗重点总结：
□患者本人
□未成年患者之双亲
□医护人员
□法定监护人
□其他

医生名： 医生署名：	医生联络电话： 日期：	医院备注栏：

CENTER FOR ETHICS IN HEALTH CARE,

Oregon Health & Science University, 3181 Sam Jackson Park Rd, UHN-86, Portland, OR 97239-3098

（503）494-3965, June 2007

日文版制作者：今石千绘（护士）　Kaiser Permanente Continuing Care Services, 山下大辅（医生）

OHSU, Family Medicine

取自http://www.ohsu.edu/polst/programs/international.thm

此表格竟然还约定好是否使用抗生素，这令日本的医生倍感惊讶。因为在日本，只要有必要就使用抗生素，这已是理所当然的观念。

最后再加上患者、相关人士、主治医生的署名，并交由患者自行保管此份医生指示书。医生则在电子病历中加注该指示书内容，或附上副本。正本则由患者在转院或移送至其他医疗设施时带走。

由于这份指示书清楚记载了临终期医疗的方针，在急救时，现场的医生只要看过这份指示书，就能清楚把握方向。再者，这份医生指示书和以往的医疗决定相比，更有影响力，也更站得住脚。当初提出本构想的俄勒冈健康与科学大学附属医院已将此种做法义务化，每过一年都会向患者再确认意愿与病情。但是，碰到患者本人在指示书上要求接受以上四大类临终医疗时，现场的医生仍会针对当时的情况，根据"医疗合理性"来判断施行与否，并非完全依照患者的要求进行。这个观念不仅在美国通用，其他许多国家也已实施多年。此外，患者亦有权利拒绝配合填写医生指示书。

另一方面，在美国国内也有反对医生指示书的声音，"这根本是他人放任患者提早死亡的免罪金牌""如何判断本人在临终时的意愿有没有改变呢"，等等。不过，此项做法目前几乎在美国各州都被采用，我们造访过的澳大利亚墨尔本、荷兰阿姆斯特丹等地的医疗设施也都使用此做法。

日本的医疗现状

虽然已经有些迟了，在日本，事前会主动询问患者或家属关于临终期医疗意愿的医疗照护设施终于也开始慢慢增多。从2008年4月起，已开始给为75岁以上老年患者中进行过患者本人、家人、医生三方探讨临终期方针，并落实书面文件的机构支付诊疗报酬。事前医疗指示书的普及原本已指日可待，不料，此后各新闻媒体却带头掀起了反向议论：

"你们是不是盼着老人早点死？"

"老人很可能受人胁迫做出非出自本人意愿的决定！"

"这很有可能变成以'他本人决定'的名义，强迫患者终止治疗。"

在种种争议下，该制度仅实施了三个月便宣告中止了。

看过日本无数老年患者在毫无意识的情况下被装上胃造口导食管后长年卧床不起，我个人认为，如果想要得到一个如自己所愿的善终，应该趁还有判断能力时，和家人、医生共同讨论临终阶段的医疗方针，并将意愿清楚地落实为书面材料。这是最实际且有效的方式。

我强烈希望制作医生指示书的制度能够恢复。

2015年3月，日本临床医学伦理学会也发表了《日本版POLST制作指南》（包括DNAR指示[1]）。由于日本的医疗制度与欧美大不相同，指示书的内容针对日本的现状做了相当多的调整。而POLST的制作过程极为重要，这份指南则详细地解说了在制作过程上的各项内容及重点。

---

1 DNAR指示：（DNAR是Do not Attempt Resuscitate Order之首字缩写）事前确认本人在濒死状态陷入心肺功能停止时，不接受心肺急救之意愿，并将之记载为正式文件。

被医生及家属无视的医疗决定

就实际情况来说，即使准备好医疗决定，现实生活中也未必能够充分发挥其作用。

有一位90岁的女性，与长子夫妇共同生活。某日她意外跌倒，造成左手骨折，三日后无法起身并陷入意识不清的状态。家人们在惊愕中赶忙叫救护车将她送往公立医院，并得知她发生大范围的脑梗死。翌日转至急救型医院，医生做出诊断："患者恐怕不会再清醒过来了，但有可能几个月后睁开眼睛、手脚能做部分动作、说话，等等。"

患者本人在80岁时，便留下了医疗决定，表示"不管发生什么事，都绝对不要给我做延命治疗，早一天是一天，尽快让我解脱"，并且每年更新以确保其有效。患者的次子及孙辈为了完成她的愿望，转院第二天便向医生出示了这份文件，但医生表示："我们这里是医院，就得进行治疗。"

而长子虽然知道母亲的医疗决定，由于对医生说过的"说不定会醒来"抱有期待，因此对弟弟私自将医疗决定拿给医生看的行为感到愤怒。

其后，患者承受了与医疗决定相反的种种治疗。最初两周的医疗费便高达90万日元，另外还必须交纳每日一万日元的床位费。看到母亲全身插满了针头、口中溢着血的模样，除长子之外的家人们纷纷认为"够了，别治了"。

无视母亲预立的医疗决定的长子，看到母亲的状态感到十分难受，因此渐渐地疏于探望了。入院后的第三周，家人和长子沟通："再这么治下去太可怜了，让她走吧。"但长子默默无语，固执地坚持要继续治疗。第五周后，长子要求医生做点什么以打破目前的医疗僵局。医生仅能回答："我们不能杀人。"接着将每日的点滴量由三包降为一包。终于，患者在住院八周后过世，到最后一刻，她仍未恢复半点意识。

患者过世前三天，医生示意家属可将患者接回家中。究竟这是出自温情，还是因为诊疗报酬不高，又或者是因为家属意见太多，我们无从得知。但患者的次子仅表示："我原想什么都不干涉，让她能够安详地走。我本来就一点都不希望医生来做那些没意义的治疗。"

在上面这个例子中，医疗决定无法顺利发挥功用的原因有三：家属对医疗决定的认同度不一；由于医疗决定并没有法律支持作为后盾，医生担心会惹上官司而不敢中断治疗；急救型的医院为了获得较高的诊疗报酬，会进行过度的治疗。

这样的情况，在临终期医疗的前线可说十分常见。

就算写好医疗决定，只要无法让它发挥效用，写它就毫无意义。你、我，包括众多医疗从业人员，都要好好思考这个问题。

✉ **读者来信**

护理工作者的想法

我母亲早在20年前就留下了拒绝延命措施的书面资料。上次和护理、医疗人员提起母亲的这份医疗决定时，对方只轻描淡写地回了我一句："那个东西没用。"

这是一个连表达出本人意愿都不管用的世界。周围的护士和护工们也对这类状况感到麻木。大多人都固执地认为人就是不能死。

护理人员

Ⓡ 强行延命的五大原因

明明日本有80%以上的国民不希望接受延命医疗，但实际上在临终时，几乎所有人都接受了相关的医疗。为什么大家不想要的医疗却仍然用在自己身上了呢？我们可以从以下几个方面来讨论。

第一，日本遵循延命至上主义。有可能是因为战争让众多国民失去生命而在人们心中留下了阴影，国民普遍对生命抱有"比起质量，更重视长久"的观念。举例来说，1948年曾有过这样一个最高法院判决："一条生命的重要性，更胜过整个地球。"因此，有些人便有了如下的想法：不管成了什么样子，只要活着就好。再有，医学教育界也信奉延命至上主义。

第二，很多人不曾和家人聊过自己希望怎样死去。根据"改善老龄社会女性协会"的调查结果，曾将自己期许的临终期医疗方式告知家人的，仅占接受调查人群的31%，而留下书面指示的人更是连5%都不到。自己该怎么活、该怎么死，就这样闭着嘴和眼睛任由别人来决定，这真的好吗？如果不知道患者本人的意愿，绝大多数家属肯定都会选择延命。

第三，诊疗报酬和养老金等社会制度问题。做中心静脉营养、装设人工呼吸器，医院可以获得较高的诊疗报酬。但患者在急救型的医院住院久了，医院可得到的补助会呈阶段式降低，因此医院会劝说患者接受胃造口手术，然后尽快离开医院。与此同时，不可否认社会里的确有靠老人的养老金来糊口度日的病人家属。

第四，如果医生没有尽力施行延命医疗，就有可能遭到家属的起诉，因此就算有患者本人提供的书面医疗决定，由于现在缺乏法律效力，医生仍可能惹上官司。

最后，是大众欠缺伦理观念。归根结底，医疗从业人员、家属们都是为了一己之私（感情上的不舍或其他），将自己也不愿承受的无效医疗之苦强加在已经无法表达意愿的老年人身上。我们应当更加守护老年人的人权。在欧美，由于给老年人延命会在伦理道德层面引发问题，故没有施行。

✉ 读者来信

残酷的现实环境，让长年卧病在床的患者不断涌现

我是一个在急救型医院工作的医生，专长是治疗神经系统疾病，也给无数因为病痛而无法进食的患者看过诊。由于这些患者的饮食机能几乎都已无法复原，当无法确认患者本人的想法时，我会和家属共同商讨后续的医疗方针。

在我还小的时候，祖父也因为处于失智症晚期而出现了无法进食的问题，最后他在家里过世。因为有过这种经验，我一定会提醒家属，希望他们接受"无法进食是疾病发展中的晚期阶段"这一事实，其实不一定非要患者接受导管喂食不可，人类的身体及寿命原本就有极限。不过，几乎所有家属都会选择导管喂食，因为他们的脑子先入为主地想着：不灌营养进去的话，亲人就会死掉。一旦钻进牛角尖，思考就陷入僵化、停止的状态了。

我无意提及医生或医疗机构方面的问题，反而想多谈谈日本人的生死观念。希望有更多人能够鼓起勇气去思考，好好面对人生的起承转合。既有起，

必会迎来结束的一天。

临床医师

✉ 读者来信

社会的约定俗成及具体制度改革的必要性

我长年从事老年人医疗工作，现今为身心障碍科的临床医生。

要我从医疗前线的角度来谈，说老实话，没有哪个医生真心想给患者做胃造口的手术。如果被问："这样真的好吗？"想必没有哪个医生会不犹豫地回答"没问题"。

胃造口是一种为了让患者能迅速离开急救型医院，转到老人疗养设施而特地设计出来的医疗方式。这并非个别医生价值观的问题，而是现今医疗制度所造成的问题。为什么进疗养设施会需要做胃造口？其原因有二。一是疗养设施中没有足够的人手来负责所有入住老人的进食；另一个是将能够以口进食的老人送往疗养设施，是不符合社会大众认知的。

不过，最近所谓的社会认知似乎正急剧地产生变化。日本老年医学会提出对胃造口的正反议论正是实证之一。此外，虽有一部分人坚持"医疗决定在临床上不管用"，但这种情况并不多见。我在此想讨论的是，在临床上的确常碰到无法确认患者是否同意治疗方针的情况，但在已经出示医疗决定来明确传达患者本人意愿的前提下，一些医生竟然还能够违反其意愿强行治疗，简直是荒谬到令人不敢苟同。

岩崎钢

✉ **读者来信**

医疗前线的许多现象

我是一个工作于医疗前线的脑外科医生，工作时见过太多意识状态极为不佳的患者。像鄙人一样反对"无意义"的胃造口手术的医生相当之多。

但是，所有家属总想极力避免死亡。最近虽已略有减少，但过去，只要在说明病况时提到也有不做胃造口的选择，家属们无一不勃然大怒，指责医生："你是要见死不救吗！"

就算患者本人在还健康的时候强烈表示过真正的意愿，一旦出现脑中风等病症，让家属感觉"他发生了很大变化"，他们便会不自觉地曲解患者以前说过的话。家属们陷入恐慌状态，会固执地主张"总之，先保住他的命"。

日本的医疗制度有许多问题，比如度过脑中风急性期的患者不能长期住在一开始进入的急救型医院，这似乎和医疗费的缺口有关。

来自加拿大

让我们来确认自己对临终期医疗的期望有哪些

进行、不进行以及中止针对临终阶段的治疗，决定医疗介入的程度，这在临床上是极重要的课题。因此，日本厚生劳动省在2007年5月颁布了以实现更贴近患者临终期医疗需求为目的的《临终期医疗决定流程相关指南》，以求让患者的意愿更能反映在临终期的医疗介入中。以下是这份指南的重要事项：

1. 在能够确认患者本人意愿的情况下，基于患者本人的意愿进行治疗。

2. 在无法确认患者本人意愿时：

（1）尊重家属对患者本人意愿的推论。

（2）当家属无法推论出患者本人意愿时，由主治医生、照护
团队与家属共同商议。

（3）患者无家属或经由家属授意由主治医生、照护团队决定
时，以主治医生、照护团队之专业判断为基准。

　　到了临终阶段，几乎所有老年患者都已无法表达意愿，大多数
情况下都是由医生及家属来决定医疗内容。碰到这种情况，需要根
据该指南，由家属来推测患者本人的意愿。也因此，患者有必要在
自己还能清楚表达想法时，和家人共同讨论关于延命医疗的问题。
但很遗憾，即使医生希望家属能尽力推测患者本人的真实意愿，仍
有许多家属只顾提出自己希望的做法。若如此，患者本人的意愿将
永远无法传达。

　　正因为有种种不确定因素，在此我们建议各位把对临终期医疗
的想法与意愿落笔成书。目前，将本身意愿写成书面文件的比例只
有极低的5%，更何况还不具有法律效力。但是，有和没有终究天
差地远，在面对将发生在自己身上的临终期医疗时，预先留下医疗
决定会更有助于传达意愿。不仅是为了减少家属间的争议，更为保
护自己人生最后阶段的尊严，求得一路好走，请务必考虑预先立下
医疗相关遗嘱。

® 为领取老人养老金而要求延命的家属

2010年有这样一则轰动社会的报道：在东京都足立区，一名户籍上记载为111岁的男性被发现早已过世并已成白骨。其长女及孙儿隐瞒长者过世，借此非法领取养老金长达30年。以此案件为契机，相关部门通过清查，发现类似的案件竟层出不穷。

在我周围，也有这样的亲戚。

儿子让高龄且患上失智症的母亲长期住院，却迟迟不缴纳医疗费用，还对医院催缴的通知视而不见。他身体健康，花着母亲的养老金过活，俨然一个啃老族。直到母亲去世，他也没有去医院露面。

在考量老年人临终期的医疗时，无可避免会碰到养老金的问题。我想，在经济长期不景气之下，仰赖配偶或双亲的养老金过活的人恐怕不在少数。另外也有辞掉工作在家亲自照料高龄父母，因此与老人共同使用养老金度日的人。但为了领取养老金而为患者延命的做法，终将导致养老金制度、医疗制度的毁灭。

老年患者入住疗养病房时，每个月的医疗费用约为60万日元（患者需负担部分费用）。其他由国家支付，国家还要发放给患者养老金。如此一来，每一位不省人事、长年卧床接受延命医疗的患者，每个月都将耗损国库60万~70万日元。长此以往，国家财政恶化是必然的结果。金钱应当用在真正需要医疗救命的人身上。

✉ **读者来信**

卧床老人的困境

说来惭愧，与其要做胃造口，我宁可不活成那个样子。但当我说要拒绝临终医疗时，内人十分担心。我俩现在也算仰仗养老金糊口，一旦我走了，养老金也会终止支付，内人光靠一人微薄的养老金恐怕无法活下去。不管成了什么样子，只要还活着就能继续领取养老金——这让我开始犹豫自己是否真的该拒绝延命医疗了。和我身处同样境地的人，是否还应该坚持拒绝临终医疗介入呢？我实在烦恼。

pasocon99

来信的这位朋友，我想他正接受高龄养老金以及高龄基础养老金的接济。丈夫先过世的话，留下来的妻子仅能得到少额的遗孀养老金，金额约为高龄养老金的75%。因此即使丈夫过世了，她也不至于一下子断了收入。

✉ **读者来信**

又一个关于自私家属的故事

很多老年人都拥有领取高额养老金的资格，在社会经济不景气的影响下，许多家庭都仅靠老人的养老金度日。很多人用它付完住院费，手上还能留一笔钱。

"他本人是不想弄那些胃造口或是人工呼吸器什么的啦，但能不能做个胃造口，让他尽量活久一点？"也会有这种家属来拜托医生。

如果患者本人留有预先立好的医疗决定，医生就能够立场坚定地回答：

"不，以患者本人的意愿为最优先，我不为他做胃造口。"让患者能有自然的善终。但如果没有这份医疗决定呢？如果家属威胁："明明有胃造口之类可以提供营养的方式，医生却见死不救！"并对医生提起诉讼，而医生败诉了呢？念及这些无法收拾的后果，医生终究只能为无法言语的患者做胃造口。

当自己连饭都没办法吃的时候，就是寿命到头的时候，请这么想的朋友把自己的想法写在纸上，确确实实地传达给家人吧。

dr north

Ⓚ 被媒体曲解的临终医疗

2013年，日本一家全国性纸媒做了大篇幅报道，标题为：麻生副总理取消之前对临终期医疗的发言，"希望他们快点死"。光看这个标题，我就不由得心生愤慨："居然叫老人们快点死，实在太过分了！"

我迅速读了这篇报道，里面写着："麻生副总理在出席社会保障制度改革国民会时，以如下立场展开激烈的议论：让那些想死的人'还有活着的余地'，况且还是用政府的钱赖活，不是更该羞愧吗？让他们赶快去死，不好好想些方法来解决这个问题是不行的！"

另一家全国性报纸则是这样报道麻生副总理的发言："我早就写好遗书交给家里人了——不必给我弄那些东西，让我死得快一点。"此外也有类似上一家报纸内容的报道："就算自认为差不多也该死了，但（因为医疗制度）终究会'被活下来'而赖活着。况且想到是花政府的钱，岂不是更加羞愧吗？"诸如此类。

新闻媒体对麻生副总理的发言采取了批判的立场。但仔细读过之后，会发现麻生氏的主语是"自己"，也就是说，他的意思是当他自己步入老龄、寿命将尽时，不想"被活着"，更何况是花他人辛苦缴纳的税金，一想到这一点他就觉得惭愧不堪。

我完全认同麻生副总理的想法。但是，新闻媒体删除了他的主语，使整段发言看起来像是在批判他人，仅给人们留下了麻生副总理"催促老人们快点死"的印象。这对麻生副总理发言的本意造成极大的扭曲。

以前也发生过同样的情况。当时日本自民党石原伸晃干事长在参观胃造口患者病房后，针对长期卧床老人做胃造口手术的问题发表如下感想："有许多已无意识的人被插上管子活着。环视（医院里）数十人一间的患者病房，要问我有何感想的话，我只能说——好像电影《异形》。就好像有异形把这些人的身体当成寄宿对象，蚕食这些人的身体似的。"同时他又说："我严正表述，绝不可无视人类的尊严，我也已和妻子共同决定绝不做胃造口。"

针对他的发言，社会上出现了许多批判之声。但大众应该了解，对非医疗从业人员中的一般人来说，看到众多做了胃造口的患者长年卧床的景象，就是会有那么大的恐惧和冲击。石原伸晃干事长的发言风波，仅仅由于他身为政府要员，而被媒体刻意放大罢了。

这两位政治家不过是陈述了一般人不想面对的事实而已，是再合情合理不过的想法。如果去看看两位的推特，你会发现在回应中持赞同意见的占大多数。

说出真相反而会遭到非议，这是日本媒体造成的乱象。实在希望媒体们别再假惺惺地打着似是而非的人道主义大旗四处添乱，阻碍社会必要的进步。对这两位具有广大影响力的政治家的发言，我喜闻乐见，也期待这能成为一个契机，引发国民们更多的讨论。

Ⓚ 过度医疗阻碍了平静的死亡

　　我出生于20世纪50年代，那时有八成的人在家中过世，在医院里咽气的人仅有两成。当时的人大多是在自家安稳地迎接死亡。但现今社会却完全相反，有八成的人在医院中度过最后一刻，也因此给人留下一种错误的印象，好像人上了年纪就应该住在医院，最后死在医院也是理所当然的事。

　　医院原本就是一个谁都很不想去的地方，更不是一个舒适的"人生终点站"。虽说有些人是因为没有家人的照顾才不得不住院，然而还是有那么多人在医院过世，这无非是因为患者本人或家属想在"万一"到来前，预先移动到医院以保安心。可是有没有人想过，所谓的"万一"指的是什么呢？衰老到已经无法进食的老人因缺乏营养，必须赶快打点滴，所以送到医院吗？尿不出来必须赶快洗肾，所以送到医院吗？万一呼吸停了，要赶快装上人工呼吸器，所以送到医院吗？万一心跳停了，要赶快做心肺复苏，所以送到医院吗？

　　日本的医院直到老人寿命的最后一刻，都还在进行过度的无效医疗。在卧床住院期间，反复引发各种并发症，其结果就是让老年患者在痛苦之中死去。如果能摒弃不必要的过度医疗，我相信即使在日本，患者也能够在自家或疗养院中享受完善的临终陪伴。

就算痛苦，也还是要求患者忍耐下去的医疗观

在日本的医疗概念里，比起"减轻患者的痛苦"，会将"要求患者忍耐不适"放在更优先的位置。举个大家熟悉的例子：比如做胃镜或大肠镜。我每隔一两年就必须努力"吞"一次胃镜，对我来说，那实在是痛苦的检查。每当摄影机的管子插进嘴里（最近已改为鼻腔），我都忍不住后悔，怀疑自己为什么要来受罪，心里嘀咕着："早知道明年再做就好了！"

我也做过大肠镜。腹腔里的肠道被撑胀的感觉很难受，摄影机的前端好不容易到达回盲瓣（回肠盲端与盲肠交界的部分）了，我心想终于可以告一段落时，却又在肠道内发现了大肠息肉。结果当场加上了去除息肉的小手术，检查时间一再拉长，这体验可谓苦不堪言。

息肉放着不管，以后可能会变成大肠癌，所以最好趁早去除，请忍耐一时的不适——这个观念非常有说服力，各位或许也会觉得理所当然，但我本人却一点都不愿再做这项检查了。

拿日本普遍的自然分娩做例子。我是个男人，虽然不能体会分娩的剧痛，但听内人叙述，分娩之痛实在是极为猛烈，以至于她在分娩时下定决心绝不再生孩子。

另一方面，在美国，大肠镜和胃镜检查是通过服药降低患者注意力，在其意识模糊的情况下进行的。在患者感受到不适前，检查便已结束。可惜缺点在于检查结束后，患者无法自行离开，需要有人同行以保安全。同样，美国、英国也以无痛分娩为主流。

我曾在美国波特兰的医疗机构实习，一位长住该市的日本人和

我聊起，他在当地拔牙后，牙医会开麻药让他用于后续镇痛。

如上所述，日本倾向让患者忍耐治疗过程中产生的不适，而与此相对，在美、英两国则以减缓、消除患者的不适感为优先。为了治疗而给患者在伤病之外增加更多新的痛苦，这似乎是相当不受认同的做法。这种思维方式的区别也体现在临终阶段的治疗上。

在日本，不惜将临终期的老人绑起来，也要继续打点滴、做导管喂食、装设人工呼吸器、做血液透析。抽痰或更换气切部位的塑料管时，让患者承受有如严刑拷打般的折磨。怀有恻隐之心的护士甚至心痛地说："医院把老人当成生财工具，社会难道坐视不管吗？"让老年患者承受痛苦的延命医疗，只不过是以治病救人的名义虐待老人。

日本的医保仅将癌症及艾滋病列入缓和医疗的范围中，而世界卫生组织（WHO）的标准是——威胁到生命的任何伤病、疾病，均在缓和医疗范围里。因此，肺气肿，慢性支气管炎，晚期的心、肾、肝相关疾患，神经类罕见病，失智症及衰老，等等，都包含在缓和医疗之中。

21世纪被称为"老年缓和医疗"的时代。在欧美，老年人在迈入临终期时，都会接受缓和各种痛苦的治疗。

由澳大利亚政府所制定的《给老年人照护设施的缓和医疗指导手册》中提及老年人及重度失智症患者需要接受缓和治疗的必要原因：老年人多患有多种疾病，临终阶段较短，表达上也有困难。此外，重度失智症患者所剩时日无多（大多为三年），应当将老人及重度失智症患者的人格尊严放在第一位，有必要协助减轻其痛苦，尽量避免因住院造成其不适。

日本近来也在向好的方向发展了。日本老年医学会推出的《表明立场2012》中也提到，"老年人临终阶段的医疗及照护，应以缓和老人痛苦及提高老人生活质量为优先，做最大努力及协助""老年人的临终阶段将出现各种不同需求，应尽量广泛活用缓和医疗及照护技术"。

为了让这份《表明立场2012》不沦为画在空中的饼，日本医保应修改条例，将所有会危及生命的疾患都列入缓和医疗的范围中。而与老年人医疗息息相关的从业人员，也有必要付出更多努力以落实缓和医疗。

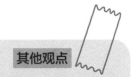

其他观点

从医生的视角看胃造口手术

文 / 宫本秀一
（宫本显二、礼子之子）

与胃造口手术的相遇

自披上白大褂至今，我担任消化内科医生已有七年。从成为医生的第三年起，我开始执刀进行胃造口手术。

做胃造口的方法有好几种，最普遍的方法是先用胃镜观察胃的内侧，同时从皮肤外开个小洞，顺势将管子穿入胃里。这是最不容易引起并发症、任何一位消化内科医生都能进行的极其基本的手术。

原本我因为习得了能够安全地做胃造口的技能，感到相当振奋。但是，在给无数患者做胃造口的过程中，有许多病例让我不禁反思："这位患者真的有必要做胃造口吗？"

做胃造口的现状

这件事发生在我做实习医生时所在的医院。这所医院真实反映出了社会的老龄化，院内有许多因为吸入性肺炎而住院的老年患者。肺炎只要使用抗生素就会好转，但用药后，患者本身将更无法灵巧地进食，因此会反复引发吸入性肺炎。最终，患者只能靠一直打点滴来维持生命。

另一方面，让患者长期住院打点滴，医院的病床数会不够，导致无法接收其他需急救的病患。因此，医院得想办法让患者转移到能够进行长期照护的机构去。而照护机构又明确表态，患者如果未做胃造口，就无法获得入住资格。

进退维谷的情况下，就从"是否该做胃造口"的疑问变成"不做胃造口，病床空不出来"的状况。坦白说，比起"是否真的有需要"，残酷的真相其实是——患者都在"不得不做"的情况下被判定需要做胃造口。

再加上医生就算本着良心，向家属建议不做胃造口，让他们接受老人身体自然衰老的事实，家属也会持相反意见："无论如何都要做，一定要撑到最后一刻！""不帮他补充营养是要他直接去死吗？"像这样的指责，每天都在重复。

和母亲的交锋

"真的有必要做胃造口吗？"由于工作繁忙，这个问题的答案已被简化为"也没有别的办法"。和呼吸内科的医生讨论后，为了顺利将病人转出，也为了达成家属们的意愿，我终究还是为患者进行了手术。

我母亲一直不遗余力地呼吁大众重新审视做胃造口的必要性。有一天，我和母亲聊起这个话题，她直接问我："卧床的老年患者真的有必要做胃造口吗？为什么？"我的回答如下："我认为确实有很多患者不需要做胃造口。我们消化内科医生对做胃造口也不是多么积极，而是现状逼得人不得不做。母亲，你们忙着推动，但完全搞不清楚资源不足的地方医院有多少难处！"

一想到因为我是消化内科医生，所以被误认为一定是每天积极地在患者的肚子上开洞，我讲话时就不由得暴躁了起来。但冷静下来后，我仔细思考了一番。如果对现状感到矛盾，那么不只是与老人相关的医生，我们这些负责开洞的消化科医生不也应该尽一份力，想办法去改善有缺陷的制度和现状吗？

了解双亲推广的内容

原本我对所谓的"迎接临终阶段的方式"不感兴趣，自那次谈话后，竟也开始有了种种想法。后来我还去听了石飞幸三医生主讲的临终期主题讲座。

撇开胃造口到底该不该做，诸如"周围静脉营养是否有必要"等，有太多问题我从未思考过。回过头来想想，我们消化内科为许多对于临终阶段的癌症患者做过治疗，我们总是尽可能降低癌症患者在晚期的疼痛，优先实现患者本人的意愿，以此调整医疗的介入程度，避免在医疗时给患者增加更多的负担。可是为什么对象一旦换成卧床的老人，这些平日理所当然的事、这种习以为常的体贴就都不通用了呢？

能否改善现今的僵局

为了充分了解目前医院里的真实情况，我对院内的护士们做了问卷调查。内容是关于他们本人在步入老龄时若患上吸入性肺炎，是否愿意做胃造口。结果不出意料，仅有约10%的护士愿意做胃造口。不过，照顾患者日常起居的护工们也提出了不同的意见，认为不帮老人打点滴或做导管喂食的话，在旁边看着会觉得心里难受。想来我们医疗前线人员在观念上仍有许多不统一的地方。

另外，我向地方医疗资源整合单位咨询，以确认"入住老年人照护机构是否必须做胃造口"。仅有一家照护机构，在各种条件限制下愿意让未做胃造口的患者入住。其他的机构则一律拒绝不能经口进食，又未做胃造口的患者。其原因有经费上的问题、家属的意愿、依照惯例等，但结果不变。

患者或家属的意愿、医院以及接收患者的照护机构的立场等，其中的问题错综复杂。今后患者本人应该预先考虑周全，妥善指示临终期的安排，然后和医院及照护机构进行讨论，交换意见后拟出临终期医疗的实施方针。在调查过程之中，我深深认识到了重新审视胃造口的必要性。

胃造口的是与非

聊到最后，我想以一个消化内科医生的身份提一件不得不说的事。现今，胃造口确实是一种即使患者不需要，也未必能够拒绝的手术。但各位必须明白，做胃造口绝非一种有百害而无一利的治疗方法。

例如食道癌患者中的很多人都会受癌症后遗症影响，出现食道闭塞的情况。依赖化疗、放射线治疗而重拾饮食功能需要数月之久，这期间患者经由胃造口获得充分的营养，才能够提升治疗与恢复的效果。另外也有进食中容易咳嗽，导致反复引发吸入性肺炎的老年患者。虽说是老年患者，但他的头脑清楚，身体也硬朗，他本人经过思考，决定接受胃造口手术，之后由于能够通过导食管摄取充分的营养，他回归了正常的生活。甚至还有患者能经胃造口灌入啤酒，重温几分小酌、微醺的幸福感。

简言之，做胃造口并非无用的治疗手段，而是一种需要审视、评估是否有必要进行的治疗方式。我想各位该讨论的不是胃造口的"是与非"，而是胃造口手术的"需要与否"。

大众要的是平静地迎接死亡　第4章

⑧ 人们对临终期的人工补给存在误解

在日本，医院仍会以人工的方式为人生将到尽头，连进食都做不到的老人补充水分、营养。这一现象在世界上极为少见。

有一天，我对在消化内科工作，平日也会为患者做胃造口的儿子说："日本的常态，不代表就是世界的常态。"

而他这么回答我："话虽如此，但又有什么办法？我们只是奉命行事，不赶快做胃造口让他们出院不行啊。我周围的年轻医生们都对这个话题没兴趣。"并且面露不悦之色。

做胃造口的医生，在完成手术后通常不会再为这些患者看诊，年轻的医生更是如此，因此他们无从了解胃造口对特定类型（无意识、长年卧床）的老年患者造成的后续影响。我希望诸位年轻的医生在医院或家属要求进行胃造口手术时不要进行机械劳动，而是细心去评估每一位患者是否有进行手术的必要。

各种类型的人工营养

在此也容我说明一下什么是水分与营养的补给。当患者无法经口摄取食物、水分时，医护人员使用针、管子向消化管或血管、皮下注入水分或营养剂，这就是人工补给水分、营养。

人工营养分为以下三种：经肠道营养（经鼻饲、胃造口供给营养，由肠道吸收），静脉营养（中心静脉、周围静脉营养，由静脉吸收），皮下注射。

这几种方法里，经肠道营养及中心静脉营养能够供给人体足够的养分，因此症状虽有不同，但基本上可确保人能够长期存活。相对地，周围静脉营养及皮下注射能提供的营养有限，最多只能辅助人存活两三个月。

1. 经肠道营养

这是活用人体消化道系统的生理性营养补给法，只要患者的消化系统仍可正常工作，它就是人工补给营养时的首选方式。在具体实施时，主要采取以下两种方式。

（1）鼻饲营养：自鼻腔插入细管直达胃中，将水分及营养剂注入。由于鼻饲一整天都不会取下来，患者会十分不舒服。经常见到患者哀求："求求你，别再折磨我了！"有些患者耐不住痛苦，自己把鼻饲拔了，后果则是双手被绑在床栏或轮椅上。为了预防感染，每两周左右会替换鼻饲，但该过程极为不适。此外，重新插管时也偶有管子误入肺腔，导致营养剂灌入肺中，这是十分危险的。由于鼻饲实在太不舒服，对使用超过四周的患者，医院通常会劝说其改为用胃造口导食管来减轻负担。

最近也碰到一些家属提出要求："他说过不要做胃造口，那就给他做鼻饲吧。"其实从哪里补充水和营养都是一样的。请深思人工补给营养的初衷，也要考虑眼前的患者是否真的需要延命。

（2）胃造口导食管：在皮肤和胃之间用一段管子贯穿，并将管子留在原地，此后就可以经由管子将营养品直接送入胃中，也就是进行经皮内视镜胃部造瘘手术（Percutaneous Endoscopic Gastrostomy）。手术会在局部麻醉的情况下，以内视镜进行，需要的时间仅为15分钟，在腹部也仅造成5毫米的伤口而已，但在全身状态极差或被判定剩余生命不到一个月的情况下则不会施行。

和鼻饲比起来，胃造口给病人带来的不适感明显降低很多，也不会有导食管误入肺部的危险。等到患者能够自行进食后，由医生将贯穿皮肤至胃部的短管拔出，伤口仅半天时间就会自动闭合。

以前我负责操作胃造口的内视镜时，总认为虽有局部麻醉，但接受手术时还是会非常疼痛的。但接受手术的50人中，没有一个人喊过痛，因为没有任何一个患者是能说话的，做胃造口的老年患者几乎都已陷入长期不省人事的状态。

2. 静脉营养法

这是在患者的消化道系统已经失去功能时，将水分及营养输送至血管中的方法，具体施行方式也有两种。

（1）中心静脉营养：由大腿内侧静脉或锁骨静脉等血管，将高浓度营养剂通过导管注入心脏附近的粗大静脉。虽然能够注入生存所需的足够营养，但导管长时间留置在血管中，不时会引起感染，因此管子需要定时更换。

（2）周围静脉营养：也就是所谓的打点滴。从手脚等身体末梢较细的血管处注入低浓度营养剂，光靠周围静脉营养是无法维持生命的。

3. 皮下注射

这种方法是在胸部或腹部皮下置入静脉留置针，长时间缓慢注入500~1000毫升低浓度营养剂。皮下注射提供的营养远不足以维持生命。在患者身体状况太差，找不到血管下针时，通常会改为皮下注射。

Ⓚ 点滴的营养仅等同于一罐果汁

经常会有家属这样说："医生，拜托你，打个点滴也好啊！"那么，各位是否知道一包点滴能够提供给人体多少营养呢？平常使用的葡萄糖含量为5%的点滴液，每500毫升能够提供100千卡的营养。附带一提，一小罐果汁的热量，少算一点也至少有90千卡，140克的一碗饭有约235千卡，一个一口大小的栗子糕点有127千卡。

因此，花了两个小时注入点滴，身体所获得的营养可说微乎其微，这么做完全只是自我安慰。有没有必要为了顺利打点滴，不惜绑上患者的手脚？这实在是有待探讨。

或许有人会认为"打高浓度的点滴液不就解决了吗？"。确实，一包高浓度点滴有约1600~1800千卡的热量，但药物如果浓度过高会堵在末梢血管引起发炎，因此无法使用。想要用高浓度点滴，只能在大腿内侧或锁骨等接近心脏的静脉放入静脉留置针。而留置针插在静脉上超过一个月，导管就会被病菌污染，在人体里引起致命的感染，所以需要定期更换。更换导管对患者来说，又是一轮痛苦的折磨。

医护人员将针刺入、在手术中用刀切割患者的身体，他们之所以不会被逮捕，是因为这是在进行正当的医疗行为，同时患者也同意接受治疗。但对临终期的患者来说，既没有进行医疗的必要，也未得到其本人的同意，却为了打点滴不惜将患者绑起来，像这种未获得患者授权的医疗，想要证明它的正当性，需要非常强有力的依据。

✉ 读者来信

病情严重的母亲

98岁的母亲经常吐着舌头不肯吃饭，我认为那多半是因为她的身体不想接受。我也请求疗养中心的护工们，碰到这情况时不要硬喂她吃。听说今天她三餐都吃完了，状况虽然这么难预料，但我觉得这样已经足够了。不要胃造口，不要点滴，一切顺其自然。

biko

✉ 读者来信

现阶段很难拒绝胃造口

我是支持做胃造口手术的人。读了您的文章，我十分感动。如果这种观念也能形成一股风潮的话……想归想，但就现在的情况来说，似乎非常难实现。

首先，打点滴有太多盲目的信徒。绝大多数患者及家属碰到病重到无法进食的情况，都倾向用打点滴来补充营养。因为患者吃不进东西了，带到医院去连打好几天点滴后，家属就会申请长期住院。一旦开始住院，医院也不是慈善机构，总要考虑资源运用的成本。长期住院做周围静脉营养，患者在几个月后便会油尽灯枯而死，但这种病人太多也会导致医院赤字。为了让病床的运转率提高，避免造成赤字，只能尽快为眼前的患者寻找下一个去处。而下一个收容他们的地方，要求他们必须先做胃造口……一个个都是这样的流程。

即便能掀起拒绝胃造口的风潮，如果无法撼动崇拜打点滴的信徒们，或者说无法改善这类患者造成医院财政赤字的现状，终究无法把无效医疗自老年人身上剥离。小规模的医院也将无法负荷。

MOMO

Ⓚ 被高估的胃造口疗效

2011年度，高居日本人死亡原因排行榜首位的是恶性肿瘤（癌症），第二名是心脏病，基本和前一年相同。但是原为第三名的脑血管疾病降至第四名，去年的第四名——肺炎名次上升，成了第三名。而现在，因肺炎而死亡的患者仍在增加中。

因肺炎而死亡的人数增加，其最大的原因就在于人口的老龄化。根据调查结果，越是上了年纪的老人，因肺炎过世的概率越高，一旦超过80岁，更是人数激增。因肺炎致死的人口中有97%为65岁以上人士。这些几乎都是因口中的食物或细菌、胃里的消化物出于各种原因不小心进入肺中引起的。

健康的人在进食时，口中的食物会顺利滑入食道，就算偶尔误入肺中，也能迅速咳出或吐出来，并不会引起肺炎。相信大家都有过进食太着急而被呛到的经历。但对虚弱的老人或已发病的失智症患者来说，要咳出呛到的东西并不容易。

再者，由于很难时时保持口腔干净，残留在口腔里发酵、腐败的残渣、细菌等，在睡眠时和唾液一起呛进肺腔里，就会引起吸入性肺炎。就算运气好，肺炎痊愈，也会因为反复患上吸入性肺炎而死亡。

胃造口导食管就是避免患上吸入性肺炎的医疗方法之一。原本这是为了一些暂时无法经口摄取饮食的儿童而开发出的营养补给方法，但在日本，胃造口不只是补给营养，还成了避免那些无望治愈的临终期老年患者、发病后的失智症患者患上吸入性肺炎的利器。

话说回来，就算做了胃造口，也无法防止吸入唾液、食道胃液倒流等问题造成的感染。许多研究报告指出，给发病后的失智症患者做胃造口既不能改善其营养状态，也不会延长其生命，甚至连患吸入性肺炎的频率也没有降低。

因此，在我们曾造访的海外医疗照护机构之中，不仅没有给失智症患者做胃造口，连临终阶段的老人也没有进行此项手术。所有人都是采取自然进食，吃得下多少是多少，不特别进行干涉。而已无法饮食的老年患者，通常再过两周左右就会安详地自然过世。

虽然我还未亲自前往见习，但听说法国的医疗照护机构也不做胃造口。"因为他没办法进食""因为会造成吸入性肺炎"——别因此去做胃造口，要从患者的视角去看，仔细思考这样做是否真的对他有益，这才是最重要的。

Ⓡ 胃造口不能保证给病人带来幸福

至今，我已见过数百位做过胃造口的患者，但几乎所有人都是长期卧病在床，意识不清，失去语言功能。不仅如此，在更换气切处的导管或抽痰时他们总会痛苦得全身颤抖，仿佛正受到酷刑拷问。而且通过导管获取营养而存活超过五年的也不在少数。

话虽如此，无法进食的原因不同，依靠人工补给营养度日的患者，其生活形态也有所不同。也有人受惠于胃造口，重拾幸福的生活。

以前有一位我要上门诊疗的76岁女性失智症患者，自她数年前患脑梗死后，便因为吞咽障碍而无法进食。因此她在家由丈夫照护，通过胃造口供给维生所需的营养。偶尔她会提出"想吃熏制鱿鱼"之类的要求，她的丈夫不知该如何是好。她非常期待我上门看诊，即便说话含糊不清，仍然乐得说个不停。每周三次的上门照护服务，总是让她开心得手舞足蹈。就算无法经口摄取饮食，但有胃造口帮助她获得营养，让她仍然能够充满活力地享受生活，我为她感到高兴。

但是，像她一样能够重拾生活质量的人，实在是沧海一粟。依靠人工补给营养而活究竟代表着什么，各位有必要再深刻思考。

✉ 读者来信

家属的心情

我的祖母被安排做了胃造口手术，只要她还活着，就不能再自行饮食。而到了现在，她已看不见、不会动，也不会说话了。在我看来，这对她而言就像是"人间地狱"，但她是怎么想的，她心里的希望又是什么呢？答案我们永远无从得知。

但我还是为了见见她那虽已无表情但确实鲜活的脸庞，而反复地前往疗养院。我想让她得到解脱，可是我也想能够再触摸到她。

松

✉ 读者来信

胃造口也有其优点

家母因为帕金森病的恶化，自三年前便卧床不起。由于很难从口部喂食，于是为她做了胃造口装设导食管。只有在她身体状况很不错时，为了复健而多少让她自主进食。以前她的身体几乎连动都不能动，人也几乎完全不能言语，但到了最近，她不仅能讲出正常的句子，有时甚至还会开玩笑。虽然她长期装着胃造口导食管和导尿管，但这并不是单纯的延命手段，我为此感到非常庆幸。此外，因为胃造口导食相当简便，就算只有一个人来照料她，也不会在喂饭方面给家人带来太大的负担。

我认同人要死得有尊严，但我觉得这在某种意义上也是要人放弃部分机会，狠下心选择死亡。

干枯老头子

Ⓚ 美国经典内科教科书："将死之人不会想进食"

日本相当重视延命医疗，也有许多医生把多延长生命哪怕一分一秒视为自身使命。也因此，当医生告知家属"他吃得下多少算多少，喝得了多少算多少，不要再打点滴或用导管喂食了，请顺其自然地照顾他"时，家属都会生气地回应："你想饿死他吗？"甚至还有医生被逼得离开医院。

此外，也曾有一位疗养院的护士在谈到临终陪伴的经验时，遭到其他与会医生当众责难："说穿了，你做的事就是在患者旁边见死不救罢了。"

就如同石飞幸三先生在其著作《名为"平静死亡"的选择》中介绍的一样，在《哈里森内科学》一书中明确地写道："当死期将近，人会停止进食，而不摄取食物并非造成患者死亡的原因。"《哈里森内科学》是欧美任何一个医学院的学生都读过的权威级内科学教科书。不只是医科学生，就算是实习医生、一般内科医生也都书不离手。在日本，此书不只有原版，其广泛使用度也促使出版界出版了日语版。让我们一起来看看《哈里森内科学》是怎么说的吧！（出处：英文原版第十七版）

第一章里有一项"缓和医疗与临终期照护"。明明不是最后一章，内容却让人感到极为震撼。石飞先生所介绍的几段内容里，有具体且详细的应对临终期患者及其家属的方法。例如以下几段：

即使用经口、打点滴、经肠道方式为人体补充营养，仍无法为患者减轻症状、延续生命。

对于临终期的脱水，家属会有"患者会不会受口渴之苦、会不会因为脱水而死"之疑虑与不安，医生应为家属解释，"有关临终期的脱水，由于患者会在出现脱水症状前就进入昏迷状态，所以并不会感到痛苦"，使家属放心。

经静脉营养（静脉注射），会造成患者肺水肿及末梢浮肿的恶化，还可能会将死亡的过程拉长。

有吞咽障碍（摄入饮食不顺）时，不可强迫患者进行经口摄取。

对于呼吸停止或呼吸困难等问题，无意识的患者并不会感到窒息或因空气稀薄而觉得痛苦，医生应主动说明这一点，让家属及照护者感到安心。

关于治疗方法的选择，《哈里森内科学》中有以下记载：

所有治疗（医学性介入）都有非受益（造成负担）及受益两种效果。将特别治疗视为与一般治疗不同，且以不同的原则进行，是有违伦理的行为。对于每一位患者来说，当医疗造成的负担超过受益时，就不应该再进行任何医疗性介入。

这里提到的"特别治疗"，指的就是人工呼吸器、血液透析、人工补给营养等。进行特别治疗是极为重要的观念。但十分遗憾，现今日本的老年人临终期医疗观还未上升到这一高度。

就上述观念举一个具体且好懂的例子。老年患者在临终期会面临做胃造口（特别治疗），或者进行简单的周围静脉营养两个选项。但在患者已进入临终阶段的情况下，以上两种治疗的负担都超过了医疗能带给患者的利益，因此两种医疗方式都不应该采用。

日本的教科书上没有关于临终医疗的信息

在日本的内科医学教科书上可以说没有任何关于临终医疗的内容，而开设了临终医疗相关课程的大学更是极为罕见。也就是说在日本，没有任何医疗研究和教学是有关协助老人在临终期安稳、平静地迎接死亡的。

而我们所面临的现状，是医疗的进步正在阻碍患者平静地走向死亡。今后我们有必要推广重视QOL（生命、生活质量）的临终期医疗相关教育，衷心希望我们的医学教育能够有所改善。

✉ 读者来信

如果已经没有食欲了，不吃也无妨

我父亲是大家公认的大胃王。在他身体还健康的时候，常说自己要是哪天吃不下了，八成就是死期到了。我觉得正确的说法应该是：如果没食欲了，就是生命将尽的时候了。

人类是一种即使行动有所不便，只要想吃，就还是会想尽办法吃到肚子里的生物。从父亲过世前两个月开始，他的食量就在慢慢地减少。他常嘀咕："怪了，我居然看着却不想吃……"之后他的身体日益消瘦，最后安详而满足地仙逝了。

当时如果父亲有任何想吃的东西，我必定会尽全力满足他，但我那个大

胃王老爹却已经不想吃了。我想，这应该是他的身体自然而然地在做告别的准备。因此，不管什么事都不去勉强他，温柔地辅助、照料他，其他一切听天由命、顺其自然，难道不是更妥善的方式吗？

这是我父亲教给我的最后一件重要的事。

伊藤公子

✉ 读者来信

第三年的忌日

91岁时过世的母亲，从父亲死后独自生活了17年。某一天，她因为突然动不了而被送至医院。我赶到医院，看到母亲正神采奕奕地吃着晚餐，因而放心下来。

隔天，医院通知我，说母亲得了脑梗死。我再次赶至医院，看到母亲的左半边脸已僵硬不动，连面容都变了。所幸那次脑梗程度轻微，她不仅能说话，食欲也恢复得很好。连一些久未见面、连我都记不起来的人，母亲都能马上想起他们的名字，我这才放心了一些。

可仅仅两个月后，她的食欲逐渐降低，连最喜欢的金枪鱼大肥（位于金枪鱼腹部，脂肪最多的部位）也不怎么吃了，甚至刚入口就吐掉。我当时因为担心而常常发怒，叱责她："逼自己也要吃下去，不然会死的！"如今回想起来真是后悔。

她本人说过"到了最后就不要延命了，让我轻松地走"。主治医生也没有反对，因此最后仅用些许点滴和氧气辅助，没有给她装上任何多余的管子和机器。母亲就像森林里一棵悄然枯萎的树木，就这么安详地去了。一瞬间，我甚至没有察觉发生了什么事。

坦白地说，我曾经在心底揣测过，当母亲把食物吐掉，她是否在抗拒什么？又或者这是不是一种消极的自杀呢？这件事让我烦恼了许久。后来看到您的专栏，我豁然开朗，实在非常感谢。

simatta 512

在家顺其自然地照护并非任其饿死

每当我说到有些国家对临终期的老年患者不打点滴也不做胃造口导食，一定响起许多质疑的声音：

"这是要饿死人吗？"

"这样岂不是让老人死于饥饿和脱水？"

因空腹而感到痛苦，叫作"饥饿"，因饥饿而死叫作"饿死"。因为有强烈的空腹感，所以才感到痛苦。但临终期的老人几乎不会有食欲。他们的肠胃系统变得衰弱，无法承受食物，就算有特别想吃的东西，也只是尝一口就满足了。也就是说，临终阶段的老年人并不会"饥饿"或"饿死"。

此外，当临终期的老人说口渴时，只要给他含一口水或一小块冰块，就足以缓解了。反而打点滴才真的无法解除他们的口渴感。

日本其实也有提供临终陪伴的照护医院、老人疗养院。他们说："大家都像睡着了一样，安详地离开。"我们也曾在访问过的欧美及澳大利亚的机构听到过同样的回答。

不做胃造口、不打点滴，就能像睡着了一样安详地离开——这一事实我们可以得到相关科学研究的证实。动物处在脱水及饥饿状态时，会分泌类似脑内麻醉剂的 β 恩多芬以及酮体。这两种物质有镇痛和镇静的效果。相信这两种物质也在安宁照护中顺其自然地过世的人身上起了作用。

® 打点滴已毫无意义

经常会有衰老及失智症发展至最后阶段的老人说不想吃东西，或在喂食时不肯张嘴，甚至发生过强行喂食后造成哽噎的情况。

在这种时候，我所工作的失智症科里的工作人员，会和家属讨论接下来的营养规划问题。当然这也是因为患者本人通常都已经无法言语。我会对家属说："不是问各位想要怎么样，而是请各位去推测患者本人想怎么处理。"接着我会提出以下五种思路供他们选择：

1. 自鼻腔做经肠道营养
2. 自胃造口做经肠道营养
3. 中心静脉营养
4. 周围静脉营养（也就是打点滴）
5. 让病人顺其自然地饮食

最近有许多家属都不希望为患者做延命医疗，其原因大多是患者本人在失智症发病前就表示过拒绝延命。因此，他们不会选择选项1、2、3，但还是有很多家属希望能打点滴。如果打正常量（一天1000—1500毫升），基本上就相当于在进行一种打了折扣的延命医疗。此时我会给家属推荐一天打500毫升的方式，我还会清楚地告诉家属，一天500毫升的点滴在补充水分及营养方面可以说已经完全没有意义，这只能让患者再拖两三个月的时间。

在这里我们也来说一说到现在为止，一天打500毫升点滴的患者在过世时会是什么模样。

首先，点滴自正常的一天1000—1500毫升降到500毫升后，患者的痰量显著减少，变得几乎不必抽痰，因此患者也能从抽痰的痛苦中解脱。其次，因为点滴减量造成的慢性脱水会让患者慢慢陷入朦胧、昏迷状态，点滴减量两三个月后，患者便会安详地自然衰竭而死，既不会发烧也不会浮肿。从开始点滴减量到患者离世，家属有足够的时间来和亲爱的家人告别。此外，少量的点滴也确实减轻了家属和护工们在老人过世后的自责心理，同时也降低了我对家属会不会责难"那个冷血的医生连点滴都不给打"的担忧。

但是在这里必须说明，由于是勉强患者再多活两三个月，患者在过世时将会极度瘦弱，变成一副皮包骨的样子。由于患者的体质，就算使用散压床垫或频繁为其翻身，有些人也还是会长褥疮。对于勉强这些瘦骨嶙峋的患者配合我们的时间延后死亡，我心中感到非常抱歉。

因此，虽然现今有一日打500毫升点滴的做法，我还是不建议这么做。在欧美医疗中，无正当理由推迟患者的死亡时间会引发人道问题，因此欧美国家的医生不会对临终期的老人施以点滴，这大概是由于人为干涉进行延命会造成并非自然死亡的结果吧。在40年前的日本，老人都是不打点滴，在家中安稳自然地走向生命的尽头的。

® 安详临终之人都做过同样的选择

接下来，我想在这里介绍一些由我看诊，并且没有接受经肠道营养及点滴，最后安详辞世的患者。

原本感到不可置信的家属，看到结果也不禁认同了

90岁的A先生患有阿尔茨海默病，他在自家与儿子夫妇以及同样患有阿尔茨海默病的妻子一起过着安稳的生活。儿子夫妇每天和老父亲一起听音乐，奉献所有时间尽心照料。

在我刚开始到家诊疗时，他还能够和我进行简单交流，但随着病情的恶化，他开始变得无法走路，甚至无法坐起身。渐渐地，他认不出家人的面孔，笑容也从他的脸上消失了。由于他的食量也在减少，我和家属们讨论是否要为其延命。最终，他们决定不做延命医疗，想在家中进行临终陪伴。

而老太太在患者开始不吃东西时，一度想要求给患者打点滴。我告诉她："即使打了点滴，也只能稍微延长一点点时间，但对他本人来说一点好处都没有。反而什么都不干涉，才能让他走得安详、舒服。"老太太听完脸上露出了不可置信的表情。到了最后，患者都没有打点滴。数日后，老先生如熟睡一般安详地告别了人

世，他过世前一天还吃了少许香蕉。老太太感叹道："原来也能有这么宁静的死法。"并再三向我道谢。

到最后都还能说话的96岁女性

B子奶奶是一位患上重度失智症、无法独自坐稳的96岁女性。她从去世前四个月起变得没有食欲，食量也在不断减少。我询问她身边唯一的亲人："重度阿尔茨海默病晚期及衰老会导致患者丧失食欲，你们打算做延命医疗吗？"他思考过后回答我："我当然希望她能一直活下去，但姨妈不是个会希望苟延残喘的人，我决定不做延命医疗。"

于是后来的日子里，就让患者自由地只吃想吃的量。离世前一个月，她一餐只吃几口。到了前两周，只喝少量的茶。在去世的四天前，她清楚地表示"我不想吃东西，想喝温热的茶"，又过了两天，她对端茶到面前的外甥说："抱歉，我不想喝茶。"

到了去世前一天，家人问她："有什么想要的吗？"她意识蒙眬地回答："有很多，谢谢。请陪在我身边。"她睡觉时似乎有些不安稳。去世当天，我陪在她身边，告诉她外甥马上就过来了，她灵敏地睁开眼睛，说："这样啊。"八小时后便平静地离开了。

直到最后，她都还能够自在地说话。

辞世前两周开始不再进食

84岁的C子奶奶患有重度阿尔茨海默病。虽然无法独自坐稳，但还能够进行简单的对话。她曾经做过腹部大动脉瘤的手术，血管仍有再度破裂的可能性。她的肾脏机能不好，虽有做透析的必要，但因为不能久坐，所以丈夫和儿子都同意不让她继续透析。我和家属商议，说明点滴和经肠道营养会造成胸腔积水，这恐怕会让她呼吸困难，最后他们决定让她自由地饮食，不另行干涉。老先生最初认为只要能让相伴多年的妻子状况好一点，不管透析还是经肠道营养都一定要做。但经过老人儿子和我的共同说明，他了解到这些医疗干涉并不能让C子奶奶好起来，反而会让她在生命的最后一段日子里受到更多痛苦。最后，他也同意不采纳延命医疗。

在C子奶奶过世前两个月，她的食量降至原本的一半，到了两周前几乎已不再进食。自那时开始，她陷入了嗜睡的状态。喊她吃饭时，她也只是嚼两下，都没有咽下去。若是叫她，她会睁开眼睛，但又马上闭上，还嘟囔着："好乏啊。"过了几天问她有没有哪里不舒服，她说没有。到了十天前，她还皱着眉头赶人："没什么事就别叫我了。"后来她说想喝茶，就喝了一杯温茶、吃了一块水羊羹。九天前她说要吃冰淇淋，可吃了一半就说不要了。五天前她说要吃布丁，但是只吃了三口。到了三天前，跟她说话时，她睁眼看了看就闭目休息，也不回答，就这么一睡不醒，悄悄地告别了家人。过世时既没有发烧造成身体出汗，也没有痰。

以上三位患者，因为都没有打点滴或做经肠道营养，自然就没有承受这些医疗方式带来的痛苦。反而他们到最后一刻都还能够说话，以极其自然安详的方式离开世间。我认为这是人类原本就该有的自然死亡方式。

我们至今所受到的医学教育总是标榜必须永远坚持让患者活

着，哪怕是多活一分一秒。为此，即使明知是无可挽回的情况，也要直到患者死亡都还继续治疗，而且从来没考虑过患者本人是不是舒适。在我看来，医疗的发达只是更进一步地阻碍了患者安详辞世的权利，实在让人感到遗憾。

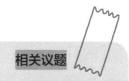
相关议题

Ⓚ "安乐死"与"尊严死"

2014年11月1日，29岁的脑癌晚期病人——美国女性布莉塔妮·梅纳德（Brittany Maynard），喝下由医生开的致命药剂，在美国俄勒冈州的家中过世。美国俄勒冈州有《尊严死亡法案》（Oregon Death with Dignity Act），即在通过审议后，允许医生协助绝症病患自杀。这个事件不仅是美国，连日本媒体都进行了大篇幅的报道。

美国的新闻媒体将布莉塔妮之死定论为"尊严死"（Death with Dignity）。但是，日本所谓"尊严死"的定义与其完全不同。日本所说的"尊严死"，是指患有绝症并已处于晚期的患者基于本人的意愿拒绝接受延命医疗，选择顺其自然地等待死亡来临。而相对地，"安乐死"则是由医生或第三者使用药物，或以其他方式协助患者积极提前死期。

如上所述，像布莉塔妮这样，由医生开具处方得到致命的药剂，并自行喝下药剂造成死亡结果，在日本叫作"安乐死"或是"医生协助自杀"，而非"尊严死"。但因为美国的媒体纷纷将布莉塔妮之死称为"尊严死"，导致日本部分媒体在报道时将布莉塔妮的"安乐死"误传为"尊严死"。一时之间，关心此议题的读者们认知混乱不堪。

在日本也有像布莉塔妮一样受绝症之苦的人，他们或追求积极的安乐死，或拒绝延命医疗，任病情发展，将"尊严死"当作消极的"安乐死"。但是，尊严死不是"积极地追求死亡"，它与积极、消极都无关，也不等同于安乐死。

第5章

欧美没有
长年卧病在床的老人

Ⓚ 为什么欧美没有长年卧病在床的老人？

　　不管哪本关于社会福利的书刊，都会提到例如丹麦、瑞典等欧洲社会福利大国没有所谓长期卧床的老人。我不禁想知道其他国家的情况，因此在学会的邀请演讲中，请教了数位来自英国、美国、澳大利亚的医生，他们的回答是："在我们国家也没有长期卧病在床的老人。"而相对地，日本的老人医院呢？不用我多说，长年卧病在床、无法行动，正在做中心静脉营养或经肠道营养的老人不计其数。日本的医疗水平绝对不低，甚至可以说比其他国家更高，真的很不可思议。

　　为什么其他国家没有卧床的老人呢？

　　我在瑞典找到了答案。2007年，我和同为医生、专攻失智症医疗的妻子一起，经由塔克曼医生的引荐，有幸拜访了位于斯德哥尔摩近郊的医院及老人照护设施。如我们的预想一般，诸院所中没有一位长期卧病在床的老人。不仅如此，也没有任何一位老年患者使用胃造口或经肠道营养法。

　　其原因在于，在欧美人的普遍认知里，老人到了临终期会自然而然失去食欲，这是天经地义的事情。使用经肠道营养或点滴等人工补充营养的方式为老人延命，干涉了他人的自然发展，反而被视为一种侵害人权与伦理的行为，更会被认为是在虐待老人。

当地并不会在老人开始无法进食时，给其做经肠道营养或打点滴。就算发生感染，引起肺炎，也不会给患者注射抗生素，仅用内服药，当然也就没有必要将患者的手脚绑起来。也就是说，大多数的患者在进入意识不清的长期卧床状态前，就自然地寿终正寝了。这样的社会自然不会制造出长期卧床的老年患者。

是欧美比较好，还是日本比较好？

关于老人的临终医疗观，是欧美比较好，还是日本比较好，无人能够对此下定论。但是，以目前见到的情况来说，病人的关节僵化，以至于无法在睡眠时翻身，更有甚者将患者的手脚绑起来，只为了防止他们拔掉胃造口的管子……这些情况让人不得不反思病人是否活得有尊严。

内人和我都已留下书面文件，清楚表达我们在临终期进入无法饮食的阶段时，均不愿接受胃造口等各种人工补给营养的延命医疗。不仅如此，我们也再三嘱咐过子女们，不可因一己之私，让我俩承受无效医疗之苦。

✉ **读者来信**

在英国过世的家人

我长年生活在英国，亲身经历过另一半的两位祖父过世，想把其间的种种感想传达出来。一位祖父直到94岁过世之前都是独自生活。这在欧美并不特别，几乎所有老人都是独立生活。

所谓的独立，指的是老人就算到了无法走路的状态，也不想依赖子女或医院。因为"老了"所以要靠子女来照顾——我从来没听说这里的哪个人有过这类念头。生了病，当然会到医院就诊、住院，但也不曾见过谁是靠子女随侍，在旁照料。

由于有足够的社工资源及医生到家看诊，没有特殊状况的话，绝大部分老年人都是在家用看电视、眺望窗外风景的方式来打发时间。到了周末，家人齐聚一堂吃饭，兄弟姐妹轮流带老人去外面的小酒馆之类的地方透透气。以日本人的观点来看，或许会觉得老人的日子过得很孤寂，但与此相反，这些老人们都以"到老了还能独自生活"为傲。

这位祖父后来因感冒引发肺炎，他在住院时交代："我活得够久了，已经不必再吃东西了。"而后就自行停止了进食，十天后便安详地离世了。他到最后一刻仍保有清晰的意识，除了孩子之外谁也不见，大家聊着往事告别。就连孙子和曾孙们都没能见到他住院时的模样。

另一位祖父也是独自生活。他因睡觉时摔下床造成腰伤，被救护车送至医院。当我们去探视他时，他意外地相当有精神，还把护士叫回来，夸她的丝袜颜色漂亮。但因为肺炎来势汹汹，他本人要求转入安宁病房，一个月后与世长辞。

我从心底认为，或许我们该做的是打造出一个"有觉悟老后也不依赖子女的社会"。

花子

✉ 读者来信

瑞典与日本的不同

我本人在瑞典留学，这里真的没有长期卧病的老人，这让我极为吃惊。我就读的学校里有来自世界各地的留学生，我还记得曾和他们讨论过这些问题。

宗教观不同，对死的认知和观念也不同。在基督教的观点里，脑死亡就形同人类的死亡，即便还有呼吸，如果人已经完没有意识，就视同死亡。当然，胃造口或中心静脉营养等医疗干涉会妨碍人的重生，自然会被看成一种负面的行为，不受到认同。

最终决定权在医生手中。决定治疗方针时虽然会召开多次会议，但就算家属希望进行延命医疗，最终的决定权仍在医生手中，医生有权力拒绝家属的要求。

而现在日本的情况却是不准不做延命医疗，这不是太奇怪了吗？

KEIZO

✉ **读者来信**

顺其自然地发展

我岳父在北美的安宁病院过逝。那里是连生活区域也全部规划在一起的一体型院所，他在大限将至时就搬到那边生活，生活区域的工作人员也常常会到安宁病房来探望他，气氛像极了一个大家庭。

在他过世前四天，我正好去找他，畅谈了三个多小时过去的趣事。他并未做胃造口或打点滴，只有在他觉得口渴时用吸管喝一点儿水或橘子汁。负责看护他的护士说这是因为身体已衰老至不再渴求食物，在这个阶段是非常自然的反应。

除了进行镇痛医疗之外，工作人员们在下班时都会绕到病房，和他道声再见。我觉得这是非常自然的辞世方式。

DAG的粉丝

　　和国外自然而然、寿终正寝的方式相比，日本的老年人临终医疗则是在患者已经不省人事的状态下，还要用点滴或经肠道营养来让其继续活下去，不管怎么想都太怪异了。

　　以当初在瑞典偶然发现当地老人在临终阶段也不会使用点滴或经肠道营养为契机，为了用自己的眼睛——确认外国的真实情况，我们夫妇踏上了周游各国、了解当地临终期医疗的见习之旅。

⑧ 瑞典：活着是为了享受生活

首先，我想要为大家详细介绍促使我们展开这一连串旅行的契机，也就是先前提到的位于瑞典斯德哥尔摩郊区的老年人照护机构。在2007年，我和先生一同前往瑞典。先生出席了欧洲呼吸学会年会，在那之后我们一起去瑞典的失智症治疗、照护院所见习，这正是我们这一行的真正目的。

到了斯德哥尔摩，通过之前在日本见过面的安妮卡·塔克曼医生的介绍，我们去了几家失智症专科医疗及照护机构。安妮卡·塔克曼医生是老年科的专科医生，她是在1987年首位于瑞典开设记忆治疗科的失智症治疗权威。

早发性失智症老人院——STOCKSAND GARDEN

这是为早发性失智症病人所开设的疗养院，当时有24位患者入住。护士数量为两人，医生每周来访一次。

创立两年以来，共有六位患者在此过世。一年里有三位患者因呛到被送至医院，但都在短时间内回到疗养院，在温馨、舒适的环境中离世。失智症是一种发展至晚期会导致患者死亡的疾病，但就算到患者无法进食的状态，家属也不会用点滴或经肠道营养法来人工补给营养。

　　老人院在日常生活方面非常重视散步，因此有个用栅栏隔起来的大庭院，庭院里还设有桌椅。带领我们参观各处的职员介绍："人活着就要享受生活，我们经常在志愿者或家属的协助下，在这里为住院的患者开庆生会或各种派对。"受到院所的邀请，我们留下和住院的患者们共进晚餐。餐品有在瑞典很家常的炸鲱鱼排淋上浓稠的奶油白酱、熟马铃薯、胡萝卜丝等，意外地相当普通。但马铃薯十分香甜，味道比我们俩住的北海道所产的马铃薯还好。

　　最令人惊讶的是，餐后竟端出了啤酒。这种酒的浓度只有2.5%，只要不是酗酒者，每天都可以喝。换作在日本，绝对不可能允许每天拿啤酒给早发性失智症患者饮用。看来瑞典人爱酒、酒量大的生活特性也充分带入了失智症治疗的过程中，院所在力所能及之处，尽可能为患者保留生活乐趣。活的时候尽情享受，死的时候干脆爽快，在这里见到的种种，令人不禁再度感慨欧洲人与日本人的思考模式大不相同。

照护之家——BLOMSTER

　　这是一所民间私立的照护之家。在瑞典，照护之家的医疗护理服务较完善，需要正式医疗协助的老年人适合入住这类型的机构。这里有医生会定时巡房，每一位入住者平均分配有0.12位护士。每个房间都配有卫生间，淋浴及盆浴设备也都齐全。

　　在此次见习中，塔克曼医生非常体贴地做了各种安排，让我们能和各机构的入住者吃同样的餐点，这样的体验实在是难能可贵。

　　这里的午餐像一般的餐厅一样，有数种不同的餐品可供选择。

当然，红酒也附在套餐里且不限量。看到瑞典这些老年入住者，我们忍不住想让日本照护机构里的老人们也能每天喝上一点酒。事实上日本近来也有些疗养、照护院所提供酒类给入住者，但这样做的院所仍然少之又少。

"活着是为了享受生活"，真是至理名言。

失智症患者也能自由散步的国家

入住瑞典老年人照护机构的人，除了仍能享受人生中的美食和美酒之外，还拥有可贵的自由。

由于失智症患者会迷路，因此在散步时会有看护员陪伴，避免发生意外。在机构中认识的一名80岁女性失智症患者每天都要定时出门散步，但固执地拒绝看护员随行。硬要阻止她单独出门的话，她会打破窗子逃出去，因此机构在和家属商议之后，决定让她携带具有卫星定位功能的手机，允许她每天单独出门散步两个小时。在日本的相关院所中，除了那些身体硬朗、脑子还清醒的患者之外，绝不允许失智症患者单独出门散步，万一发生意外，院方将遭到名为管理失职的起诉。

2007年，一位男性失智症患者（当时91岁）趁家属及护工不备，独自外出并死于铁路道口。JR东海铁路公司向其家属提出赔偿诉讼请求。由于一审、二审时家属皆认为是己方过失，因此最后判决死者91岁的妻子必须对JR东海铁路公司支付赔偿金。如果最高法院也做出同样的判决，全日本的失智症患者无疑将面临此后被彻底禁足的命运。这怎么可以呢！像这种因为失智症患者引发的事故，不应当由家属进行赔偿，受害者（本案例中为JR东海铁路公司）应向社会的赔偿制度寻求补偿才对。

除了外出之外，日本对老人的行动还有许多其他的限制。例如有些医院，当长期卧床的老年患者身体动作剧烈时，院方会用布条将患者的身体或手脚绑在床围栏杆上。医院常会这样解释："乱动时脚卡进栏杆里，有可能会骨折""一切以患者的安全为优先"。相较之下，瑞典的国民却愿意承受一定的风险，以换取生而为人的基本自由，这种国民之间的差异也如此鲜明地反映在老年人的医疗上。

瑞典老年人的医疗与福利

瑞典在1992年曾进行过医疗保险福利改革。这是由于人口老龄化和金融危机的双重问题，使社会保障财政大为吃紧。其改革的目的在于消除住院普遍化的问题以及提高老年人的生活质量。医疗保险福利改革最后将医疗划分给县负责，而福利保障方面则交由各市、乡、镇负责，当时约有540家长期照护院所转型为照护之家，改由各地方市、乡、镇系统负责管理、运营。

当患者在医院的治疗告一段落，各地方市、乡、镇政府不得不尽快为患者找到适当的去处，这是因为若患者迟迟不出院，依照规定，自第五天开始，医疗费用必须由各地方市、乡、镇政府负担。这样一来，各地方有关部门自然会加快速度为患者安排出院事宜。此外，患者的住院时间也比日本的短很多，心肌梗死大约五天，乳腺癌或骨折则在手术当天就会出院，移往照护机构。但这也造成了许多问题，例如病人复健程度不足，只能依靠轮椅生活，还有术后检查不充分等，同时照护之家在无形间也被迫背负原本医院该负的责任。说到这些时，塔克曼医生的神情严肃。

在瑞典，入住照护院所的老人通常也会在同一机构中进行安宁疗养，并不像日本一般，视病况移送到其他院所或医院。例如得了肺炎时，患者通常只会服用院所内驻院医生开的内服药。若是在日本，即使是得到有效治疗的人也可能死在疗养院。

虽说不会过轻，也不会过重的医疗是所有人的理想，但医疗环境取决于一国自身的医疗制度，想要实现理想的医疗可以说相当困难。瑞典的老年人医疗可能介入得太少，但也有其优点。譬如，在瑞典就不可能出现像日本那样将患者绑在病床上的现象。对于人生接近终点、已不再进食的人，医院不会用点滴或经肠道营养去干涉，患者就以自己能吃得下、喝得下的量为主，让生命遵循自然的规律逐渐走向终点。可以说瑞典和日本形成了鲜明的对比。

当入住者过世后，医生也没有必要火速赶到现场，照护院所会保管遗体大约三天，医生在这段时间内过来确认死亡、开具证明即可。

原本我心想，瑞典不做延命医疗，所以平均寿命应该会比日本的要短，但在经过调查后发现，2012年，瑞典平均寿命为81.7岁，日本为83.1岁，这之间的差距竟然远没有想象中那么大。也就是说，日本过度的临终期医疗和延命措施也只不过延长了患者约一年半的生命。

我们总认为瑞典是社会福利较高的国家，但在老年人身上似乎并非如此。老年人口不断增加，养老相关的预算却不停地在削减。其原因就在于，老人的生活环境与健康并非国家的优先课题。

我们途经一所老人安养之家，院里正在为一名96岁的女性入住者庆祝生日。当时塔克曼医生说："在瑞典入住疗养院，必须是失智症的病情已经进展到患者分辨不出家和疗养院的阶段。说实话，这位患者来得太早了。如果失智症只有这个等级的人都能入住的话，那安养之家马上就会爆满了。"在需要落实入住资格的审查制度下，瑞典的失智症家属协会曾相当不满地公开抨击："失智症患者很难进入公立照护院所，这对居家照护失智症患者的家属来说是一种过重的负担。"我原本以为瑞典是一个社会福利高的国家，这实在令人意外。实际上，80岁以上老人入住照护院所的比例下降颇多，自28%（1980年）下降至14%（2012年）。除了社会福利预算削减之外，还有为了能在熟悉的环境里生活，老人照护的趋势已由移居至院所改为居家照护的缘故。但是，社会需要照护院所，有许多老人期盼能得到照护服务仍是不争的事实。

我们夫妇定居的北海道有许多老年人照护院所，除了特殊照护老人院之外，失智症患者只要病情还未发展至重度，稍微等等就能够获得入院资格。意外地，日本的老人社会福利反而比瑞典高出许多（当然日本也有很多城市并不具备如此完善的资源）。

2007年在斯德哥尔摩见习的时候，失智症照护收容机构很少是独栋建筑，大多都是位于一所庞大照护机构中的一角。这是因为独栋建筑的经济效益太差。日本的社会老龄化发展迅速，老年人日益增多，医疗费用与福利预算的不足已可预期。趁现在还能将老年人医疗与福利支出控制在较小范围内，我们必须加快脚步研究出未来的应对之策。

Ⓚ 澳大利亚：临终期医疗方针由政府主导

当我知道在瑞典的斯德哥尔摩，临终期的患者并不打点滴也不做经肠道营养，并且没有所谓长期卧床的老人之后，我不由得对其他国家的状况感到无比好奇。自斯德哥尔摩回来后约一年，机会终于来临。通过一位医疗沟通咨询师朋友——岩本喜久子的介绍，我们能够拜访澳大利亚墨尔本的一家缓和医学中心，在那里进行为期一周的见习。

缓和医学中心——BANKSIA

墨尔本大约有400万人口（译者注：此为2015年的数据，截止到2018年，墨尔本已有500万人口。），市内共有七家缓和医学中心。我们所造访的BANKSIA缓和医学中心负责的是北部和西部地区的部分患者。年度预算大约为一亿日元，由政府负担80%，其余需要依靠捐款来维持运营。

每个月有110~120位老人受惠于这个医学中心的服务，其中大多数为癌症患者，除此之外还有失智症患者。在医学中心的资料记载中，没有一位患者采取经肠道营养或打点滴。

我们和责任护士茉莉·威尔森一起前往墨尔本郊外的患者家中

访问。车程大约30分钟，沿途的路两边都是单层的平房，每家每户都有宽敞的庭院。在日本，这样的都是高级社区，因此听到茱莉说这一带是低收入市民居住的区域时，我们都感到非常惊讶。

这位女性患者57岁，她的胃癌已转移到全身，医生宣告她最多只剩下约一年的时间。此行是要去问她今后癌症继续恶化时打算在哪里过世。

另一位是65岁的胰腺癌男性患者。为了止住他腹部的疼痛，护士注射了镇痛用的麻药（持续皮下注射吗啡），但注射后他仍然有剧烈的疼痛，回去后茱莉需要向主治医生汇报，以调整这位患者的处方。

如果是在日本，这两位患者一定都已经住院了，但在这里却无法如愿。就算一时入住缓和医学中心的病房，最晚三周后也必须出院。

在这里，患者死亡后家属不是先叫救护车，而是先打电话找护士。患者死亡时，平日上门访问的护士会先过来，家庭医生要隔天早上才会到。此外，独居的人就算想在家里去世，其看护费用也相当之高，如果没有亲戚帮忙，则很难如愿。

与日本不同，澳大利亚公民满18岁时就可以填写临终期医疗内容相关的事前指示书。在亲人或父母等重要的家人死亡后，医学中心也会为家属进行为期一年的追踪心理辅导（GRIEF CARE，意指针对失去重要亲人、心理遭受重大打击的人进行的心理辅导）。

安宁照护医院——CARITAS CHRISTY

这里有30张病床，患者大多为70岁左右，其中有90%为癌症患者。医生及日籍护士为我们做了详细的说明。这家医院的运营费用全部由政府负责，患者仅在初次就诊时需支付约150澳大利亚元的挂号费，后续疗程全部免费。不论何时，总是有50名患者正在排队等候入院。入院资格由医院的缓和医疗团队审核，就算患者及家属强烈希望入院，也未必能如愿。

和日本不同，该院的入住时间有一定的上限，原则上为三周以内，因为超过三周后的政府医疗补贴就会降低，患者必须回家或选择老人疗养中心（老年人照护机构）。虽然名为安宁医院，但进行完缓和医疗后就不得不出院的规定实在让人惊讶。在日本，一旦住进安宁病房，就意味着要住到过世为止了。

医院也不为患者打点滴或做经肠道营养，最多是在必要的时候通过皮下注射为患者输入生理盐水，且该类人数不到总患者的一成。极少数情况下会有做了胃造口的病患入住。医院会向患者本人或家属说明胃造口的优缺点，并规劝其将胃造口移除。此外，医院也提供针对家属的喘息服务（提供给因照顾病患而疲惫不堪的家属的服务，通过让患者短期入院使家属得到休息的机会）。

照护之家——亚西西意大利社区收容中心与瓦西之家

由于澳大利亚是广纳移民的国家，因此有来自各国的照护机构。

亚西西意大利社区收容中心是专为意大利裔移民开设的照护院所。院内员工均为意大利人，餐品也是意大利菜。院内共有洗澡与如厕不需协助的轻度失能入住者90人、需协助的中度失能患者31人、重度失能的失智症患者22人，共计有143名入住者。入住者全部都在这里得到临终陪伴，平日作为起居室的房间可搬入患者本人以前用的床，患者能够在家人环绕的环境中辞世。

瓦西之家（VASEY HOUSE）是为退役军人及其家属开设的机构。当时有轻度失能患者60人、中度失能患者20人、重度失能失智症患者10人，共有90位入住者。美国、澳大利亚与日本大不相同，军人普遍受到民众的尊敬。

不论是瓦西之家或是亚西西意大利社区收容中心，都不会为摄取食物有困难的患者进行经肠道营养治疗，也不会为了打点滴而把患者带到医院。听院方说早在1998年前后还有颇多入住者做经肠道营养，而到2008年我们造访时，院方已经不再这样做了。

两家院所的入住者都是在院所内接受临终陪伴，通常在进入无法再经口摄取食物的阶段后，患者于两周内就会安详辞世了。

由政府来主导的临终医疗方针

澳大利亚缓和医疗的历史比英、美等国都短许多，至今仅有30年。但是，在政府的主导下，近年来也获得了快速发展，缓和医疗的概念已渗透到老年人的临终期医疗中。其中，澳大利亚政府于2000年发表了针对缓和医疗的国家政策，此举将以缓和为中心的治疗观念植入国民心中。其主要目标是对缓和医疗服务进行开发、实施，提升患者及家属对缓和医疗的满意度，努力让所有国民都能接受在临终期采取缓和治疗。该政策不仅针对接受缓和治疗的患者，更受注目的亮点在于同时将家属也列入了帮扶对象中。

此外，缓和医疗的对象不仅限于癌症患者，所有患上威胁生命的疾病（包括在澳大利亚国民死亡原因排行榜上排在前几名的心脏与呼吸道疾病，还有肌萎缩性脊髓侧索硬化等神经变性病，以及失智症等）之患者都在服务对象范围内。遗憾的是，在日本的保险诊疗规定中，只有癌症及艾滋病可以得到缓和治疗补助。

2006年，澳大利亚政府主动颁布了总共260页的《老年人照护设施之缓和医疗指导条例》，以下介绍部分内容：

针对重度失智症患者，不建议对其感染病症（主要指肺炎）进行积极的医疗干预（静脉注射抗菌药剂）。反之，投以退烧药及短期口服抗菌药，对缓解不适有更佳的效果。

对于无食欲、对进食已不感兴趣的入住者，不需要诱导或勉强让其进食。

单纯为了改善营养问题而积极介入治疗，会在伦理方面出现问题。

认为脱水致死过于悲惨，虽可以作为给予点滴治疗的理由，但缓和医疗专家指出经肠道营养以及输液对患者无益。

脱水与口渴在本质上存在区别，不可混为一谈。

口渴时含些许清水或冰块即可缓解，输液完全无法改善口渴症状。

最重要的是入院者（患者）身心的满足感，而非输入的药剂是否为最高级的。

上述建议可以说和日本的现状完全相反。

® 奥地利：申请捆绑要经过复杂的手续

2009年时，我到奥地利的维也纳去了一趟。奥地利的人口约为850万，面积差不多与日本北海道相当。由于当地并没有我熟识的朋友，我只能从奥地利驻东京的大使馆取得老年人照护机构的名单，给几家机构发送了申请见习的电子邮件。

照护之家——豪萨之家

在奥地利，共有五家民营大型照护机构。而其中，豪萨集团在奥地利国内经营着31家院所，总入住者上万，旗下拥有34名医生。我们所造访的分院是连锁机构中规模最大的一间，位于从维也纳的旧城区搭乘电车约30分钟可达的市郊。院长荷姆兹先生、主任医生拜札先生及院所里的女性医生艾玻蕾负责引导我们进行见习。

这个院所当时共有383位入住者，并有针对必须接受医疗及照护的患者所设立的照护部门（有44名员工），能够提供打点滴等一般的医疗服务。

所有入住者中有约80%的人在院所中安宁过世，在我们到访的前一年（2008年），共计有45位老人在该院中画上人生的句点。当然按患者情况及意愿也可以至其他医院接受照护。

豪萨之家的基本立场，是即使老人已无法进食，也不打点滴或做经肠道营养进行延命干涉。主任医生拜札认为："患者究竟想不想吃，你看他的模样就会知道。不吃东西也是患者的权利之一。"在这里，做胃造口导食的患者只有一位，该患者做胃造口是因为脑梗死而造成了吞咽障碍。由于全院共34位医生都抱有同样的想法和立场（不以点滴或经肠道营养来为老人延命），我请教主任是如何培训旗下医生的，他说："这很简单，不聘用想法不同的医生即可。"

特别令人感兴趣的是，艾玻蕾医生说："其实也曾出现过希望为患者延命的家属。当时为了让家属放弃做胃造口，（我们）可是费了好大一番工夫。"说完她脸上露出非常疲倦的表情。听到有人直白地说出我心底的话，我不由得对这位女医生感到格外地亲近。

奥地利与我们造访过的许多国家一样，当被预测近日内将撒手而去的患者在半夜过世的时候，医生隔天一早才会过来确认。这大概是因为在他们的想法中，死亡是一件自然发生的事，并非意外。

在这间院所中，失智症患者过着十人为一组的团体生活。那里有像电影院一样的投影荧幕，还有能令人回想起过往生活的老式家具。他们和瑞典采取同样的方式，以营造熟悉的生活环境来辅助安定患者情绪。

另外，医生告诉我们，由于奥地利卷入过与纳粹相关的历史事件，因此对绑缚入住者身体的规定特别严格，院方绝不能轻易地捆绑病人。如果想要束缚患者的身体，必须提交非常繁杂的书面申请材料。向政府提出书面申请后，隔天会有调查人员到院中亲眼确认患者的情况。在老人的照护方面也能体现一个国家的历史。

而事实上，因为无法绑安全带（看起来会像被绑住），导致常出现老人从轮椅上跌落的情况。对此，院内医生认为政府的矫枉过正是件十分荒唐的事。

照护之家——圣卡特林那之家

圣卡特林那之家（HOUSE St. KATHARINA）由公益团体运营，光在维也纳就经营着85个老人照护设施。副所长兼护士艾丝特德为我们介绍了这里的情况。该院所共入住96人，一半为失智症患者。虽然没有长期卧病在床的患者，但有四成入住者以轮椅代步。医生以每周三回、每回三小时的方式到院探视及诊疗。

约有八成的入住者在院内进行安宁照护及临终陪伴。病人患肺炎时，院方会将老年病患转诊至正式的医院，但如果病况不乐观，将会接回照护之家在熟悉的环境中进行临终陪伴，和日本的做法相当不同。此外，医院的诊疗费高昂，病患无法长期待在医院，大多是短期就诊后就回到这里。因为老人易反复患上肺炎，所以也会有病人在医院及照护之家来回入住的情况。

是否做胃造口，最后的决定权在医生手上。该院共有九位做过胃造口的病患，但很可惜院方并未进行介绍。探访过后，我们发现奥地利各院对胃造口的接受度也有所不同。

这个院所如果需要对患者的身体进行束缚，也必须向政府提出申请。护士对我们说："安全带、床栅、锁、轮椅的刹车等都被视为束缚人体之物，因此即使患者的身体在轮椅上东倒西歪的，我们也没办法。"

维也纳的森林老年疾病中心

这是一间名字让人感到非常浪漫、优美的医院，开设于1904年，是欧洲规模最大的照护机构（照护等级介于老人院和照护之家中间）。这家由维也纳市政府所运营的院所占地面积广大，其中包括大教堂等共计25栋建筑，其规模之大令人瞠目结舌。

患者在院区可以自由散步，但因为身体硬朗的患者不多，所以几乎看不到散步的人。道路两边都架设了铁轨，小火车穿梭在各建筑间运送食物或其他物品。以前本来只收容了300人，但现在入住者已达到1000人左右。与其说是医院，其性质已更接近长期照护之家。以前一个病房有八至十位患者，目前则规定在四人以下，房间显得相当宽敞。

入住的患者都是在院内安宁逝世，甚至有入住长达50年的患者。有32位脊髓损伤的患者不得不使用人工呼吸器。由于院内没有外科诊室，因此若出现外科伤病则需转至其他医院，在短期治疗结束后回到此处。

在奥地利，除了精神方面病症严重的患者之外，失智症患者并非在精神科就医，反而是在普通内科（general physician）进行诊疗。失智症病房的医生表示："做胃造口并不能预防肺炎。十多年前，这里也有很多通过胃造口导食的患者，现在则极为少见。当患者已不想再进食，我们会改为输入500~1000毫升的点滴。"

有一位57岁的女性阿尔茨海默病患者（于45岁时发病），在进食时需要旁人帮助。"她已经快要到无法进食的阶段了，但是她丈夫每天都会来探望她，可能希望她能做胃造口吧。"女医生说话时的表情有些凝重。和前一家院所相同，奥地利的医生普遍认为做胃造口会使病患的状况复杂化，要说服家属放弃，更是要格外费力的难题。

在这家院所中，可以清楚地感受到奥地利的历史及老年人医疗风气的变迁。20世纪初，奥地利曾是繁华强盛的大国，因此建立了欧洲首屈一指的大型老人医院。但是随着人口寿命的延长，比起治病，更重要的是生活上的帮助，因此医院也逐渐转型成老年人照护院所。时至今日，要支撑起这家庞大的院所需要丰厚的资金，院方不得不开始追求效率化的做法。也因此，院所近期将关闭，转移到别处去。

Ⓚ 荷兰：所有人都选择不做延命医疗

荷兰是世界上第一个安乐死合法化的国家，此外也拥有知名的"阿尔茨海默咖啡厅"。2011年我前往荷兰首都阿姆斯特丹，去了解当地的老年人医疗情况。

由于和阿姆斯特丹没有过任何交集，我只好向荷兰驻日本大使馆求援，寻求相关资讯。很快我便收到了对方回复的邮件，告知了我们一个记录了当地所有相关机构的网站。我前往拜访其中两个院所，不但参观了老人独自生活的住宅，也实地见证了当地居民生活的片段。

家访护工机构——SARA

访问的第一站是位于阿姆斯特丹市内的家访护工机构SARA。

所长兼护士妮宾·迪克为我们解说了机构的性质，其后让我和负责出访的护士一同前往探视一位独居的86岁女性患者（患轻度失智症）。护士事前与患者联络，说明会有两位访客一起前往，没想到那位患者反而替我们着想，担心地说："这里的楼梯很陡，那位女性访客不要紧吗？"原本我对她的担心毫无头绪，等到了她家门口才知道她的话是什么意思。

她家是面对运河的一栋百年建筑，地下一层楼、地上四层楼，样式是非常典型的荷兰风格。她自结婚以来便住在这栋房子里，养育了两个儿子（儿子们目前没有居住在阿姆斯特丹市）。这栋建筑面宽不到四米，却又深又长。

一楼仍保留过世的丈夫所开的钟表店。当然现在已经没有营业了，明显看得出尘封已久。二楼是起居室兼寝室，三楼有厨房和浴室，地板有明显的倾斜。

进到房子里，首先使我感到惊讶的是狭窄的房间和陡峭的楼梯。室内楼梯的宽度跟我肩膀的宽度差不多，而且与其说是楼梯，倒不如说是"梯子"。为了安全，自天花板挂着垂落的绳子，让人在上下楼时能够抓着保持平衡（我们观光时造访的伦勃朗故居也有相同的构造）。楼梯的出入口也没有扶手或栏杆，仅是在地板上开个洞而已，光看就觉得相当危险。

两年前，居住在此的老太太在上下楼梯时摔倒造成骨折，似乎是从那次受伤开始接受这个看护机构的探视和协助。和日本不同，受访者不需要负担费用。探护的护士每天会过来一小时左右，照料受访者的饮食、打扫与洗涤。暖气容易造成危险，所以已经断了。近来因老太太生活能力下降，社工数次劝说她搬入老人疗养院，但她本人一直不肯同意。此外，荷兰人在医院过世的比例不到20%，老人几乎都是在自家或老人院过世，和日本可谓完全相反。

结束探视后，我们和负责的护士道别，预备到下一处院所拜访。当我们回头，看到老太太站在大门外，目送护士离开。

失智症专科照护之家——AMSTA

翌日，通过之前所访问的看护机构的所长妮宾·迪克的介绍，我们得以造访市内的失智症专科照护之家，它就位于距我们所住的旅馆步行30~40分钟的区域。走到汗流浃背之际，推开好不容易抵达的建筑物大门，身材极高大的护士兼所长乔瑟·柯克已在等待我们。

建筑共四层楼，各楼层收容六位患者，总计有24名入住者，平均年龄为80岁。医生每周会到访一次，来访时仅会为有必要进行治疗的患者看诊，视必要性也会开具处方为患者配药。若发生因摔倒造成骨折等状况时会转诊到医院，但基本状况全部在机构内对应处理。抗生素仅开内服药，不会选择静脉投药。

这里会要求所有入住者以书面形式留下临终期相关的医疗指示。其内容和美国的POLST（针对生命维持治疗的医生指示书）几乎完全相同，包括心肺功能停止时的急救，是否投予抗生素，是否使用经肠道营养，等等，都会一一确认。指示书上会有入住者（严格说起来是家属）与医生的签名。而几乎所有人都希望"不受到任何医疗干涉"，这对荷兰人来说似乎是基本常识，他们给出的解释则是"这是道德问题"。

如上所述，随着失智症的病情发展，就算患者最后变得无法进食，机构也不会为患者做胃造口或做中心静脉营养，而是让患者顺其自然地过世。入住者中，一名长期卧病在床的患者也没有。患者就算卧床不起了，也会很快与世长辞。偶尔有因外伤转诊到其他医院的患者，在接受短期治疗后还会再回到这里，入住者几乎全都在机构里走完人生最后一段路。

Ⓚ 西班牙：照护的效能有待确认

　　得知2010年欧洲呼吸学会年会在巴塞罗那召开，我马上着手寻找巴塞罗那的老年人照护机构。

　　有过先前的经验，我迅速地从西班牙驻日本大使馆那里取得了巴塞罗那当地老年人照护机构的网站名单。虽然一一发邮件联络了，但直到出发前我都未能收到回信。我不得已，仅能带着遗憾的心情自日本出发。所幸最后通过当地旅馆前台代为联络，我们得到三家院所的见习许可。

当日往返照护设施——方舟

　　我们最早拜访的设施叫"方舟"，提供类似日本的当日往返照护服务。自巴塞罗那的旅馆乘车约30分钟，我们在寂静街区的一角找到了它。

　　我们在约好的时间抵达，接送患者的小型巴士也正好回到院内。首先下车的是使用轮椅的患者们。来到西班牙，却看到与日本十分相似的场景，这令人感到惊讶。

　　我们走进照护院所后发现无法使用英文沟通，只好比手画脚地传达来意，请院方让我们见习。这里的职员有两位护士及一位理疗师，共同负责照护六位患者。

首先，老人们在围成一圈的座位上坐好，和理疗师一起进行套圈、互相丢球等复健运动。来院的都是上了年纪的失智症患者，运动后也会让他们做简单的计算题、写字，之后再做点练习题。让人感到意外的是，老人们虽然年事已高，但都会彼此教学、交换心得，这是在日本看不到的情景。不知是因为失智症的程度较轻，还是互助精神旺盛的民族性使然。

没过多久，外包业者送来了老人们的午餐。金属制的保温容器中盛放的是由马铃薯、扁豆和鸡肉三种食材制成的餐点。院所不负责做饭，这是相当有效率的做法。午餐时间不方便逗留打扰，我们也就此告辞。

安养之家——卡巴列罗

隔天，我们来到一家由民营企业经营的老人安养设施——卡巴列罗。荷兰籍的女性所长以斯塔·拜亚负责接待我们。她一年前才刚调任至此地，对环境还未完全熟悉。

入住者依失能程度的不同，每个月需支付20万~40万日元的费用。院所里有数名医生，也能为入住者进行诊疗。当时，我在走廊里看到入住者坐着轮椅正在排队，仔细一看，原来是在依次等候洗浴，这样的情景代表了照护质量的低下。十多年前的日本，在老人安养设施中，也都可以看到这种排队洗澡或上厕所的情景。

这里和斯德哥尔摩不同，在起居空间里可以看到数位患者做了胃造口，待在轮椅上。此外，也有许多入住者被安全带绑在轮椅上。

　　来自荷兰的女所长直言不讳，表明眼前的情况大有问题。话虽如此，在这里仍没有做胃造口后长期卧病在床的老人。

Ⓚ 美国：完善的安宁照护服务

在美国，人们在步入老龄阶段后，除了继续在自家生活之外，还可以选择搬到老人社区内的住宅中（后文会详述）。依入住者的状态不同，与老人相关的设施可分为下列几种。

1. 独立生活型：以能够自理生活的对象为主。
2. 协助生活型：以需要照护的对象为主。
3. 记忆辅助型：以失智症患者为对象。
4. 安养中心或专业护理机构：以需要医疗干涉的患者为对象。

此外，美国的老人相关机构通常采取将所有设施集中在一栋建筑物内的形式。在这样完善的机构中，就算患者的健康状态恶化，也能够安心留在原来熟悉的环境中继续生活。到了最后，也由同一机构来为患者做安宁照护。

这是因为美国有完善的安宁照护制度。不管患者身患何种疾病，只要被医生宣告生命剩下不到六个月，若患者本人同意接受安宁照护，就可以入住相关机构接受服务。费用的95%都由社会保险（以65岁以上、身体有残疾者为对象）、社会救济金（以低收入国民为对象）、个人保险来支付。其余5%的费用在大多数情况下由安宁照护团体负担，即美国公民几乎都可以得到免费的安宁照护。

一提起安宁照护，在日本多半会使人联想到医院，但原本安宁照护的意思是对患有致命疾病的人进行能够缓和其痛苦的医疗干涉。

安宁照护的内容中，不包括以治愈为目的的治疗及与延命相关的医疗（经肠道营养或点滴）。由于可以在患者的住所提供安宁照护的服务，根据2007年的记录，有80%的患者在家中过世，其余的20%则在老年人照护设施或相关机构过世。

在这个医疗系统中，医生并不会为患者做诊断，而是以访问护士的报告为依据，下达检查的指示或开具新的处方及更改用药量。医生没有为了调整药量或处方而访问病患的义务。

安宁照护的专科访问护士每周会到访三次，每次陪同患者一至两个小时。护士有一定程度的定夺权，在医生许可的范围内可以直接对药量进行调整。安宁照护的服务项目包含护士到家中探视、清洁护理（盆浴、淋浴、擦拭、清创、更换医用敷料等）、心理创伤辅导、提供医疗器具（病床、轮椅、拐杖等）与医疗材料（纱布、导管等）、复健及理疗、语言疗法、营养咨询，也提供喘息服务——短期收容病患住院，让负责照护的家属得以休息。

特别值得一提的是，在患者死亡后，不只是医生，安宁照护服务人员、照护机构中的护士也都能够开具死亡证明。由于基本上可预测接受安宁照护的患者死期将近，故可以免去由医生确认死亡的手续。当患者在家中或照护设施中过世，家属或该设施的职员会先联络负责安宁照护的机构，负责该患者的安宁照护师收到通知后会前往患者家中或照护设施确认患者死亡，并在死亡证明上签字，接着才会联络殡葬公司来处理后事。

接受安宁照护的患者虽然没有医生亲自为其进行详细的检查，但在生活上并无太大的困难。

或许是因为美国人认为生与死都是自然而然发生的事情吧，所以更能淡然处之。不知到何时，日本这种"人不进行繁重的治疗就不能死"的思考模式才能够有所转变。

在加州的老人照护设施中进行的安宁照护

我在2013年9月前往美国见习，目的地是距洛杉矶车程约一小时，位于南加州橘郡的老人住宅社区、失智症安养照护设施（共五处）。此行是想知道在美国，人们是否会对临终期已无法进食的老人做经肠道营养或打点滴等延命医疗。

通过我们在《读卖新闻》医疗信息网站"yomiDr."专栏认识的猪熊夫妇（他们正居住在一个叫作"阳光海岸"的老人社区），我们接触了几个可以见习的机构。

老人安养照护机构——LAS PALMAS、LEGACY

这两处院所的所在地是拉古纳伍兹市（Laguna Woods），都是由在全美境内经营了22所老人照护设施的芬达奇公司（VINTAGE）经营。

在猪熊夫妇的帮助下，我们得到了市长的引荐，受到院方的盛大欢迎。

两处院所各有约200位入住者，分为日常生活能够自理的人、需要照护的人，以及失智症患者等，各种不同失能等级的人被分别安排住在不同的区域。房间都是月租房，根据失能照护的等级、房间大小、窗外景色的好坏、是否包餐等不同条件，所支付的费用也有区别，但平均费用约为50万日元（只租房间）至90万日元（包餐），就像一个高级老人社区。若入住者患有失智症，每个月的费用则会超过100万日元。

食堂每餐有六种主菜供人选择，沙拉和点心无限量供应，用餐方式与一般餐厅无异。我们和负责人一起在食堂中享用了午餐。

用餐当中，有一位92岁的女性加入我们的谈话，她对我们说："这个地方真的特别棒！"据说这位老太太出门去不远的地方时还可以自己开车。

平日里会有一位护士值班，但不会做任何医疗处理。每位入住者都需要上交与临终期相关的事前指示书，一旦因病情恶化进入临终期，就会启动安宁照护，在这里安心度过最后的时光。

老人安养照护机构——阳光之家

亚德利公司（ATRIA）在全美总共经营了将近200家老人照护机构，阳光之家就是其中之一。和前述芬达奇公司运营的机构一样，这里也是高级的老人照护社区，仅房间的月租金就达35万~50万日元，若加上餐费，则每个月都要花费100万日元。该设施有约180名入住者，其中失智症患者有33位。

令人惊讶的是，这里依照公司的方针，禁止职员协助入住者进食。职员仅会帮忙稳住老人持汤匙的手，但不会将汤匙及食物送入他们口中。协助无法自行进食的老人摄取食物，在日本人看来是极其理所当然的事，所以当知道有国家持有这种观念时，我很惊讶。

虽然没有深究其原因，但想必是抱有"人类如果到了无法自行进食的程度，就意味着快走到人生的终点了"这种观念。其他还有如"——协助进食既困难又花时间，强迫其进食又容易引起吸入性肺炎"等原因。

再者，我们和机构负责人聊起关于延命医疗的话题，她如此回答："家属并不希望看到父母在不省人事的状态下苟延残喘。就像已经破破烂烂的手套保护不了手一样，已经衰败的肉体里怎么可能住着健康的灵魂？因此只能让生命自然消逝。当人类已无法享受生活，也无法感知快乐，就算硬把生命留住，又能怎么样呢……"

几乎所有入住者都是在此设施中接受安宁照护，并且度过余生，与生命告别的。不过，如果患者或家属本人希望接受医疗干涉，患者就会被转移到专业医疗照护机构（能够达到国家级照护、医疗水平的医学中心），但几乎没有人这样做。

失智症专科收容设施——CALTON

这是一所专门照顾失智症患者的设施，有38个病房，入住者共计70人。和前述设施不同，包餐的月租约为35万日元（双人房）与45万日元（单人房），在美国算是相当平价了。食堂较为狭小，访问时随餐的点心仅有少量切成小块的橙子。

医生每个月会来巡访三次，为有必要的患者进行诊察。由于不能用开内服药之外的任何治疗手法，护士也不会为患者测量血压，如果需要正式的治疗则会转诊至医疗机构。需要有人照护的患者，若家属提出要求也可以移居至照护中心，不过基本上所有家属都不会提出要求，入住者都是在同院所中住到去世。

当患者出现不再进食、饮水的状况，两周内就会辞世。一年里过世的患者会有五六位。

失智症专科安养机构——SILVERADO

入住者共42人，双人房租金为75万日元，单人房为90万日元。职员共有52名，其中有九名护士。此外，医生每两周来探访一次，理疗师每周来一次。在我们访问期间，院内正好在进行入住者的团体复健。入住者的居住照护时间平均均为18个月，大多数人选择在这里迎接人生终点。在临终期如果需要医疗干涉，也可以移送至照护中心，但似乎没有家属提出此种要求。

基于院所的方针，在失智症患者情绪亢奋时也不会使用镇静类药物，而是用护士随时在旁陪伴的方式保障患者安全。每个月约有四位入住者辞世，平均居住时间较短。"在日本的话，很多老人看起来都还能硬朗地活五年以上，过世得这么快真是太不可置信了。"和我一同前往的武田纯子小姐（护士，在札幌经营老人疗养院）非常惊讶地说。

这家收容机构的特色在于对失智症患者进行宠物疗法。院内有四条狗、六只猫、两只兔子，都自由地在走廊活动。但我们看到的却是狗不时在走廊上大小便，护工追赶着狗，用厕纸收拾动物的排泄物。撇开排泄物不说，整栋建筑物内充满了异味。

　　另一个特点是入住者的房间里就只有一张床，看起来格外刺眼。之前我们看到的机构，大多都会摆放患者以前在家使用的家具、家人的照片、喜欢的书等，打造出充满生活感的房间。这家机构却反其道而行之，不许患者带来私人物品，白天还尽可能地将患者带出屋外。我们还是第一次见到这么让人看不下去的房间。

加州的老人社区——阳光海岸

　　在美国，被称为年长者社区、退休社区的老人社区有2000处以上。那是为了硬朗的老人所开发的居住区域，住宅区旁有高尔夫球场，娱乐设施完备，生活服务十分完善。"如果感觉不到期待或快乐的话，活着是多么没意思啊！"对延命毫无兴趣的美国人，与就算不省人事也还是想一年年活下去的日本人之间存在区别，这是否也与两国老人的生活方式之间的差异有关呢？为了确认这一点，我们造访了美国加州的老人社区"阳光海岸"（Casta del Sol）。前面曾提到的猪熊夫妇就住在这里。

　　阳光海岸社区开发于1972—1987年，目前有1920户居民，全社区共居住了约4000人。社区位于丘陵地，是个有碧蓝天空、白墙红瓦的平房、放眼望去有青翠草地和许多树木的美丽小镇。要入住这个社区必须购买当地的土地和房子（花费4000万~5000万日元）。猪熊夫妇家的建筑面积约148平方米，算是标准大小。入住社区的年龄规定在55岁以上，最近为了方便子女就近照料，修改为45岁以上的家属可以搬入同住。社区居民主要为退休人士，但有少数人仍热衷于工作。

社区有四个配有警卫的大门，如没有特殊情况，外来者不能进入社区范围。在我们拜访的前一天，猪熊夫妇已将详细事宜转达给警卫，因此我们才能顺利进入。

由于本社区以能够自理生活的人为入住对象，社区中没有商店，采买生活用品及食物需要驱车前往邻近的超级市场，所以不会开车的人在这里生活则会有些不便。

猪熊先生告诉我："总之，这是个公共交通极不方便的社区。想要自在的生活，就非得自己开车不可。当然，也有供老人使用的出租车系统，性价比很高，颇为值得利用，但老人还是会尽可能自己开车行动。我家隔壁住了一个90岁的老先生，不止买东西和到孩子家去，连每周去打高尔夫球以及去教会都自己开着车到处跑。另一个邻居快90岁时心脏病突发病逝了，但在过世前也还是自己开车。"

社区的居民以白人为主，没有黑人及墨西哥人。日籍居民有少数几位，但相互之间似乎也不太来往。负责打扫社区、维持环境整洁的工人大多是墨西哥人。

娱乐设施方面，从游泳池、网球场、健身房、有氧教室、保龄球馆、田地、植物园、SPA、礼堂、台球馆、图书馆到陶艺教室等手工艺方面的课程一应俱全。包含以上所有服务在内，社区管理费每月约需32000日元，如果想要开垦个人菜园，则需另外缴纳2000日元。

社区紧邻着标准高尔夫球场，猪熊夫妻俩经常在那里消遣时光。使用费在打折后约为2000日元。和日本不同，这里的高尔夫球场既没有球童，也没有俱乐部建筑。社区里的娱乐设施应有尽有，但我们前往的时间是九月初，正值酷暑，很遗憾，除了在游泳池和保龄球馆之外，看不到社区居民户外活动的身影。

在医疗方面，社区自20年前起就规定每户要有家庭医生，必要时才到医院就诊。即使是住在社区型住宅里，接受医疗的模式仍然不变。美国公共医疗保险MEDICARE每月为65岁以上的美国公民负担20000日元，私人保险也可每月支付20000日元。我问住在这里的人都在哪里迎接人生的终点，得到的回答是附近的人全是在各自家里过世。猪熊先生的邻居就是由家人照料，在安宁照护机构的辅助下走完的最后一段路。

猪熊先生说："使用政府的补助进行人工医疗，硬替已经医不好的老人延长生命，在这里是极特殊的案例。可能是因为宗教信仰或道德观不同吧……很难分出谁高谁低。不过我个人觉得，当事人以不幸福的状态活着，其实是很没有意义的，可能这也比较靠近西方的想法吧。从照护系统上也能看得出两国的不同。"

想要在自家寿终正寝，有两种方式：一是家中人数较多，有足够的人手来照料；二是花钱雇护工协助。在美国，在家中陪护的费用非常昂贵。

猪熊夫妇八年前搬到阳光海岸社区的原因，是这里的气候比之前住在海边时温暖许多，没有吵闹的小孩子和年轻人，社区的居民也大多年龄相近，各方面想法都类似，相处起来容易沟通，治安也比较好。近来由于两人的孩子一家也搬了过来，即便是住在这个只有老人的社区里，生活起来竟也不再觉得寂寞了。

"和日本比起来，美国更充满个人主义，很容易被认为是自私自利。虽然事实上大部分的子女都不会特别照顾父母，但以整体社会氛围来说，大多数年轻人还是会照顾老人和残障人士等弱势群体。此外，社会上普遍有为老人提供折扣、保障停车位、轮椅优先等规定，并且执行得非常彻底。我认为老人很适合在这里生活。"猪熊先生感叹地说。

日本也有老人社区吗？

日本首个老人社区"SMART社区稻毛"在2010年建设于千叶县。和美国的做法相同，由身体硬朗的老年人购入社区内的土地与住宅（公寓式），共享运动及娱乐设施。不过日本的状况是：住宅的价值日益下跌；入住者无法轮替；治安好；住宅与财产继承人为子女；老人习惯与子女共住；很多人把老年生活想得不太乐观，认为老年生活其实不需要太多娱乐；等等。

日本的环境与大众的观点都与美国有许多不同之处，就现状来说，老人社区要在日本扎根恐怕还有许多困难。

随着时代变迁，期待退休后的生活、担心自己健康状态恶化的人可以说越来越多。因此，如果能打造出一个让居住者能获得长期照顾的老人社区，说不定会大受欢迎。就连我也想试试那样的生活。在设想未来的老年生活时，各位不妨多参考美国的老人社区。

Ⓚ 六国的临终期医疗现场之所见

以瑞典为起点，我们看过了六大国家的老年人临终期医疗现场。自2007年了解过瑞典临终期医疗的实况以来，我总怀疑瑞典会不会是全世界的异类，这也促使我动身去确认其他国家的真实情况。

本次最让人意外的是，这几个国家里确实都没有长年卧病在床的老人。虽然也有卧床的老人，但并不是像日本那样——不省人事的老人从导管获取食物或营养，手脚关节僵化、瘫在床上无法翻身，连一个音都发不出来，却一年又一年地躺着活下去。

其原因就在于，以上诸国的老人在病倒之后并不会采取经肠道营养等延命措施，老人们会在短期间内自然地寿终正寝。这些国家的人认为人终有一死，如果为了让一个人活下去而导致其丧失人权与尊严，延命便成了不人道的坏事。

日本有大量长期卧床老人的原因

为什么其他国家会与日本如此不同呢？我的脑海中最先浮现出的原因是日本和欧美有不同的宗教观。我在造访瑞典时，曾和塔克曼医生讨论过此事。她肯定地说："以前我们也有很多做胃造口和鼻饲的患者。但现在普世的观念认为这种做法不够人道，临终期的老人只吃想吃的分量，这已成为社会常识。所以应该和宗教没有关系。"瑞典人信仰的宗教在这段时间里并没有改变过，人们却渐渐不再做经肠道营养了。如果不是因为宗教，那原因又是什么呢？

第一个原因，不同的生活观反映出不同的生死观。将生活在美国加州老人社区的人与日本当地的老人相比较，双方在老年生活形态上有莫大的差异。根据国际百岁老人研究会的报告也可以看出，美国人开朗积极的心态有着明显的优势。

而在日本，应该没有太多的人会在退休后抱着"接下来可以大玩特玩"的想法积极享受人生，也没有专属于老年人的消遣设施。要说到老人会如何安排自己的生活，恐怕是尽量避免给子女造成困扰，尽量低调地生活。俗话说"老来从子"，也有不少人连生活方式及医疗内容都完全听从子女安排。

相比之下，欧美人却能坚定地回答"人生在于享乐""躺在床上靠点滴活着有什么意义""发展到感受不到期待和快乐的地步，活着也没意思"。因此，他们会拒绝做经肠道营养，很干脆地选择让生命自然而然地结束。面对生活的态度有多么不一样，也已经诚实地体现在面对死亡时的不同。

第二个原因，日本有太多人无法接受自己的双亲死于癌症以外的疾病。现今日本超过80岁的国民中，死于心脏病、肺炎（大多为吸入性肺炎）、脑梗死等疾病的人数可以说压倒性地超过了癌症。即便如此，家属仍会强烈地要求为患者进行只能带来痛苦却带不来希望的延命医疗。

有一位76岁的患者，在第一次脑梗死的五年后再度倒下，陷入昏迷状态，诊疗后确定为脑梗死复发。首先接诊这位患者的脑神经外科医院基于患者年事已高，建议家属先看看情况，暂且不要进行积极的治疗。

但家属提出要求转至其他医院，并进行了各种过度的治疗，中心静脉营养、经肠道营养、气切、人工呼吸器，后来因为出现排尿困难，还接上了血液透析机。到了最后，患者仍然没有恢复意识，就那样撒手人寰。听说患者离世时身体肿得不成人样，因为放不进棺材里只好硬塞，而一用力压，皮肤就裂开渗出水来，家属也说遗体实在是惨不忍睹。

如果这位患者当时复发的是癌症，应该就不会接受这些治疗了，恐怕到人生要告别的那一刻为止，所有人都在致力于缓和他的痛苦。上了年纪的人，因为癌症以外的原因过世的人数会更多，大众应该对此项事实有更深刻的认知。

第三个原因，在日本，一旦装上人工呼吸器、人工营养系统，如果想要中止，就有可能遭到警察介入或被起诉。最后为了明哲保身，医生也只能继续施行延命医疗，继续"制造"出更多长期卧病在床的老人。

第四个原因是医疗制度不同。我们所造访过的瑞典、澳大利亚、奥地利、荷兰、西班牙都有许多公立机构，其医疗制度充分反映出在人口高龄化的浪潮之中，国家、政府致力于压缩医疗开销的立场。

另一方面，美国的医疗机构虽为民营，但在制度上也同样反映出民营保险公司全力减轻医疗负担的方针。

而日本由于有全民医保，医疗支出虽由政府负担，但申请经费的几乎全都是民营医院（约80%）。政府身为支付方，为了压低医疗支出，每两年就会调低预算，降低医保补助金额，结果造成医院出于经营考虑不得不采取过度的医疗手段。国立、公立医院由于努力想获得独立的预算规划，做法也大致与民营医院相同。也因此，国家越是压缩预算，预算申请方就越会进行过度医疗。

欧美国家获得的成果，正是建立在国民普遍有着不希望以人工医疗延命的观念以及政府想要降低国家在老年人医疗方面支出的行政方针这一基础上的。

医疗制度的异同			
	日本	欧洲国家 澳大利亚	美国
医疗机构	民营	政府	民营
资金来源	政府	政府	民营

旧时代的临终照料反而成为现今世界的常识

巡访了诸多国家，我深刻地认识到现代日本的老年人临终期医疗观非常不顺应世界潮流。临终期的老人只吃他吃得下、喝得下的量，这在50年前的日本是再常见不过的事，那时的老人都是在自己家中由家人照看的。而对于使用沉重医疗进行干涉的现代风气，如果我没有到国外见习，大概也不会感觉到其中的异样。我们在医疗技术突飞猛进之际，忘记了早年日本传统的临终照护的优点，我希望大众能去注意、找回临终照护真正的目的与意义。时代会改变，但人类离世时的自然规律却不应该被改变。

1981年的第34回世界医学大会通过了《里斯本病人权利宣言》，明确记述了"患者具有在保有尊严的情况下死亡的权利"。生而为人，终究有面对死亡的一天。希望当那个时刻来临时，每个人都能带着尊严离去。

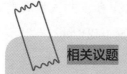

Ⓚ 法国与英国的临终期医疗

我们虽未造访法国，但听闻法国也不会为了延命而为患者做胃造口。《读卖新闻》医疗版块记者藤田胜先生曾在《读卖新闻》的医疗网站"yomiDr."上发表过一篇很有意思的报道。据报道，在法国，胃造口手术仅用于具有明显痊愈可能性的患者身上。也就是说，胃造口仅是为了治疗而做，不会用在单纯希望延命的人身上。就算和为病人做胃造口的当地医生解释，说日本会因老年患者无法进食而使用胃造口为其补充营养，法国的医生们也完全无法理解日本人的思维。

此外，法国在2005年通过了保障临终期患者医疗权利的法案，更加明确地指出临终期的医疗重心应放在缓和医疗上。因此，法国并不会采取在日本盛行的延命措施。

同样，我们也未到访英国。但英国的临终期医疗观与法国、其他欧盟国家之理念几乎相同。另外，英国还有名为"利物浦路径"的安宁照护计划——当患者被判定将于数日内死亡时，应根据死亡前几天的健康状态为患者量身调整诊疗内容及采取的医疗措施。"利物浦路径"是在2003年时为了将临终期医疗程序标准化，并提高医疗质量而制定的。内容以缓和医疗为主，采取以顺其自然为准则的临终看护法。

第**6**章

为了迎来期望中的
告别方式

Ⓚ 最新临终医疗问卷调查显示的趋势

针对人们理想中的临终医疗，日本近期进行了几个国家规模的问卷调查。

第一个是日本厚生劳动省在2014年3月发布的《人生最后阶段相关医疗意识调查》。假定接受调查者罹患癌症并发展至晚期，届时不期望受到的医疗内容包括：中心静脉营养（56.7%）、鼻饲营养（63.4%）、胃造口导食（71.9%）、装设人工呼吸器（67.0%）、心肺复苏术（68.8%），以上几项出现了过半数的结果。

此外，假设在失智症逐渐恶化的过程中不但病人需要人手照料，且病情进展到身体十分虚弱的状态时，相较于癌症晚期，有更多人不希望接受这些医疗内容：中心静脉营养（66.9%）、鼻饲营养（71.1%）、胃造口导食（76.8%）、装设人工呼吸器（73.7%）、心肺复苏术（75.1%）。

第二个是由改善老龄社会之女性协会所推出的《人生最后阶段医疗相关调查报告2013》。普查对象为全国九岁以上的男性和女性，共5390人（男性1359人、女性4031人）。以下介绍我们特别关注的内容。

关于心肺复苏术及装设人工呼吸器

"当您已无法表达个人意志，并无治愈之可能性，在全身状态极度恶化的情况下，是否愿意接受CPR等急救治疗呢？"回答包括：不希望（71.3%）、希望（15.9%）、不知道（12.8%）。

以年龄来区分结果的话，仅80岁以上的老人中，不想接受以上医疗的也达到了71.4%的比例。

另外，对于"当您已处于上述身体状况之中，是否愿意为了延命而装设人工呼吸器"的问题，回答包括：不希望（86.6%）、希望（4.6%）、不知道（8.8%）。以年龄来区分结果的话，仅80岁以上的老人中，不想接受以上医疗的也达到了85.4%的比例。

关于胃造口和鼻饲营养

"当您已无法表达个人意志，并无治愈之可能性，且已进入无法进食的状态，是否愿意接受以延命为目的的营养补给医疗呢？"对这个问题的回答是：不希望做胃造口（85.4%）、希望做胃造口（4.4%）、不知道（10.2%）。

而与鼻饲相关的问题调查结果，和胃造口的几乎完全相符。通过问卷调查我们可以发现，不希望接受心肺复苏或装设人工呼吸器的人有七成以上，不希望接受经肠道营养（胃造口或鼻饲）的则有将近九成。

有意思的是，对年轻人和老人的调查结果几乎一模一样，而三四十岁的人反而把死当成很遥远的事。50~80岁的人则认为时候未到，80岁的老人们则把死亡视为不久的将来会发生的事。我们原

本以为世代之间的认知差异会造成回答结果的不同，没想到各个年
龄层的人对同样问题的看法大致上相同。也就是说，不想依赖胃造
口导食或鼻饲活着，是跨越代沟的共通认知。

接下来我们单独对比一下医生及护士的回答。不希望做胃
造口：医生（85.1%）、护士（88.8%），不希望做鼻饲：医生
（84.0%）、护士（94.1%）。就结果看来，护士比医生更不愿意
在临终期接受以上治疗方式。这可能是由于护士与患者的接触机会
更多，所以比医生更能了解患者的痛苦。

个人认为这份问卷调查对考量日本老人临终期医疗方针一事有
着重要的参考价值，从问卷的结果就可以看出现行的老人临终期医
疗方式和国民的期待完全相反。如果现在正承受延命措施、长期卧
病在床的患者们能够表达自己真正的意愿，相信绝大多数人都会对
现状提出抗议。

第三份调查是"全国舆论调查"，由《读卖新闻》于2013年9
月进行。当被问及临终期是否希望接受以延命为目的的医疗时，回
答"不愿意"的人达到了81%的比例。

不出意料，大多数人都不期望接受以延命为目的的医疗处置。
但现实生活中，临终期的老人却饱受鼻饲导食、胃造口导食、中心
静脉营养、装设人工呼吸器、实施心肺复苏术等医疗干涉之苦。我
们必须做出改变，将心目中所期待的临终期医疗落实到现实生活中。

✉ **读者来信**

想要决定自己的死法

家母已91岁，受看护中心照料有七年之久，自从患上失智症便已糊涂，

生命只剩下吃（经管道营养）、排泄。看着母亲的模样，我总忍不住思考"生命"到底是什么……

我确信如果是我的话，等到吃也吃不了，也不会笑了，还是死了比较幸福。这不仅是为自己，也是为家人着想。

是否只要有呼吸，就还算是"活着"呢？如果可以，我真想由自己决定想要的死法。走到毫无希望的那一天，笑容也从脸上消失，不靠医疗的力量就活不下去……在我看来，那只是另外一种"死"而已。

老旧零件

✉ **读者来信**

应在尚有意识时和家人达成对延命措施的共识

我觉得，吃东西时如果品尝不到味道，就失去吃的意义了。不管是得了失智症还是其他疾病，到了晚期，我不但打算拒绝胃造口之类的延命医疗，而且就算是疾病发生在我家人的身上，我也打算做同样的选择。

确实，无法摄取食物就表示很快要迎接死亡了，但在以前的时代，这不是理所当然的事吗？我祖母在92岁时亡故，周围的老人也都同样经过进食量减少，以自然的状态接受死亡的过程。由于有过这些经历，我对现今的医疗和做法感到格外怪异。

当然，如果患者本人希望得到这些医疗自是另当别论，我认为关于临终期的处置，及早和家人达成共识是非常重要的。

加奈子

® 病床短缺的问题有待解决

根据厚生劳动省在2013年发布的《依死亡场所分别统计：死亡人数之年次推移及预测表》可得知，"今后，死亡人数会继续增加，至2030年，年度死亡人数将比现在增加40万人，届时在安宁照护人力上将出现重大缺口"。也因此，中央社会保险医疗协议会（隶属于厚生劳动省）为了解决病床短缺的问题，正在强化能够协助病患在家疗养的诊疗机构之功能，以增加未来国民选择于家中、照护机构、老年人住宅等地进行临终陪伴的人数。

但以目前的实际情况来说，能够协助患者在自家或疗养院所中进行安宁照护的医生及护士人才均不充足，因此一旦患者的状态有变，无法应对的家属及疗养院只能立刻叫救护车，将病人送至医院。

在此，我想试着提出一个或许能解决病床短缺问题的方法。据2013年的统计资料可知，日本国内医院的病床数有158万张（一般病床90万张、精神病床34万张、疗养病床33万张）。其中那33万张疗养病床几乎全部都用在做了胃造口或其他营养补给、不省人事也不知要活到何时的长年卧床的老人身上。今后，只要能够杜绝为这类患者进行人工补给营养的延命医疗，让患者能在正常的过程中过世，病床的运转速度自然会加快。

假设使用疗养病床，以卧床状态活了两年的患者能够在安宁照护下于两个月内自然过世，病床的运转速度将可以提高12倍，就算每年的死亡人数增加40万，以现有的33万张疗养病床来应对也绰绰有余。

或许这么说会让许多人认为我拿老人的性命和病床的运转率相提并论，是对病人的大不敬。但是，现今政府财政吃紧是不争的事实，再加上自然的安宁照护确实比人工补给营养更能让老人安详去世，种种实情都在告诉我们应该放弃无意义的延命医疗。

为了守护我们足以向世界夸耀的完善医保制度，避免全民的保障因为财政吃紧而崩盘，所有人都应该理性、智慧地正视并且改善病床短缺的问题。这一切都是为了让全民都能受惠于医疗。

✉ 读者来信

在医院也能自然地死亡

现今的确有些医生会对病人和家属说出类似"不做胃造口，就请立刻出院"的话。不进行治疗就会被赶出医院，在这种医院运转系统下怎么可能让人不打点滴或做胃造口，而是在医院做安宁照护呢。

政府修订医保支付制度、不做无意义的治疗、设立为病患擦拭身体和换纸尿裤的安宁病区、给予护士优厚的酬劳 ……我想，这些大概都没可能实现了。但如果自然死亡的优点能够广为人知，选择在家进行临终陪伴的人说不定还会再增加。

在不摄取饮食的情况下，患者的安宁照护期也很短，家人向公司请安宁照护假、在家照料也并非不可能……

SANPO

® 看淡死亡的老人

一直以来，我们医生都尽量避免在老人面前说一些容易让人联想到死亡的话题，因为我们认为患者会感到恐惧。但实际上，就算提起死，很多老人其实也并不会感到害怕。他们反而会对所谓的死亡提出很多自己的看法和意见。

有一位88岁的女性患者，因为胆结石而反复引发胆囊炎，过着不断入院、出院的日子。为了防止病情再次复发，我向家属说明接下来恐怕只能将胆囊摘除。家属的回应是"由她本人来决定"。因此，团队在和患者本人讨论是否执行手术时，患者这么说："我已经够长寿了，也没兴趣再活久一点，朋友也全都先走了，我反而还希望他们快点来接我！"

我问她："你不怕死吗？"她乐观地说："一点也不怕，我那些死掉的朋友偶尔还来我脚边晃来晃去呢。"她看上去对"死"十分淡然。

此外，我告知来看诊的失智症患者："任何失智症患者在离死不远时，都会变得没有食欲，但医院会从患者的鼻子插管子，或是在肚子上开洞，把营养剂灌进胃里。状况好的话还能再活上好几年，不过那时候已经人事不省、没有任何反应了。趁您还能表达自己的意愿，先讲清楚自己到那种状态时要不要做经肠道营养，这样对您也比较好。"

　　面对这个问题，少数人会回答"不知道该怎么办"，但大多数人都认为："不想活成那个样子。与其那样还不如干脆地告别这个世界。我想好好跟家人道谢后，从容赴死。"即使罹患了失智症，他们仍能传达自己的想法。

　　然而，没有哪个患者在聊过这个话题后感到沮丧和害怕。相反地，他们纷纷说："来得及讲出自己的想法实在太好了，这样我就不担心了。"老人对死亡的接受程度比我们想象中高很多，那么，在抗拒跟逃避死亡的又是谁呢？

　　我们这里有一些高龄读者们的留言。

✉ **读者来信**

上了年纪的人并不怕死

　　我是一个活到了86岁的男人，脑子和身体的各种退化现象都很严重，每天都觉得很痛苦又不安，但即便如此，我也没有半点想用那些医疗机器来延命的意思。

小鸠

✉ **读者来信**

我不怕死，怕的是受折磨

　　去年底，我也步入了老人群体里的高年级班。一方面我还想跟几个谈得来的朋友再过一阵子惬意的生活，但另一方面我又觉得什么时候死了都无所谓。这一辈子，我也算什么都经历过了，对死是没什么好感到害怕的，但至少让我免于医疗之苦，不要让我临死前还要受折磨。所以，要是能够把病治好，过上原来的生活，什么样的医疗我都接受，但单纯的延命措施我一概不打算接受。

这些话我也对家里人说过，但我很怀疑年轻人是不是真的能理解这些话。年轻人的思维和我们这些老人家总是会有差别。

隐居的长须爷

✉ 读者来信

延命迷思

孤独度日的老人才不会想做什么延命医疗。他们每天脑子里都只想着：但愿能够快点解脱。

YAKKO

✉ 读者来信

要死得像个人

几年前，我在医院的等候区听到几位老人间这样的对话："都到这个年纪了，已经不怕死了。只是不知道会怎么死，一想到我就害怕。"

"是啊，那种全身都插满管子、拖累一家人的死法实在不堪。要死也要死得像个人哪。"

自那之后过了这么多年，我不知不觉也到了那个年纪，也开始懂得什么叫作"要死得像个人"了。

爱子

✉ **读者来信**

期待有人为我的临终期指条明路

我已年近古稀，终于不得不想想自己在临终期该怎么办了。最近看了一些书，上面写到现在日本医院公认的老人临终期处置手段（如打点滴或做胃造口）其实对病人毫无益处，那些治疗只会让病人受到更多折磨，对于这种看法我还能接受。说实在的，人生有幸能平安地活到老再准备后事，我还是不想违背自然规律，就让我安稳地走吧。

这大概是谁都会渴望的好事吧。

我不想让自己的死被后人的困惑、社会上追求的体面、医生的考量或医院的经营方针左右。人生的最后阶段我只想安静地、幸福地走向终点。

因为接受那些无意义的医疗，老人们到了不省人事的地步还得任人摆布；因为痴呆，连人权也被无视，被强迫着活下去；连动也不能动，所以不得不放弃能让自己安心、幸福生活的老家……现在社会上的现状，就是由他人为自己的活法下定义，你连反抗都做不了。不应该让社会的富强和医疗的发达使人类社会偏离了应该前进的方向。

近来，突然出现了许多具体讨论到这类问题的书或话题，再过一段时间，或许让老人自然去世的思考方式能够进一步渗透到现在不可动摇的观念中，我心里暗暗抱着这样的期待。希望日本也能正视并采纳在西欧已成为常识的思维，并使其清楚、明白地确立起来。

午茶时间

另一方面，也有这样的意见。

✉ 读者来信

包在糯米纸里的话

人类从降生的瞬间开始，就被迫背负了这样的命运——有朝一日必须踏上形态未知的通向死亡之路。不管老人还是年轻人，任何人都对死亡抱有与生俱来的恐惧，人就是被创造成这样的，会害怕也是再自然不过的事。

乍看之下，老人们都对生死看得很淡，似乎并不害怕死。但追根究底，那不会是一个人心底真正的想法。他们对外表达出来的感情都包上了半透明的糯米纸，他们把人性根源中对死的害怕藏在最深处，语言成了他们逞强的掩饰。我认为临终期医疗应该是从体察他们心底真正的想法开始。

75岁的美波

✉ 读者来信

日本人的生死观

之前已经有很多人表达过类似的想法了，一个人会如何面对自己的死亡，取决于他本人的生死观。我认为，死的方式也表现出了一个国家的民族性。

现今无论如何都要帮患者延长寿命的医疗观念，难道不是日本人从以前延续到今天的想法吗？

我本人是一个在急救型医院工作的护士，并且对历史特别感兴趣，接触近代日本历史的机会也很多。

在我读过的书里有一本叫作《逝去的面影》（渡边京二著），内容是将日本幕府末期至维新时期访日的外国人对日本的印象记录下来，并加以分析。书里面就有许多被认为是当时外国人对日本人生死观的记录，比如记述了日本人不害怕死亡等内容。日本人当然不会糟蹋生命，我想那是外国人不明白日本人独特的生死观和生活方式，对表现出日本精神的武士道进行断章取义的结果。

战后由于美国派遣驻日盟军总司令来镇守日本，否定了战前日本人重视武士道精神胜过生命的价值观，并加以广泛宣传，这导致日本人的生死观也发生了变化，并且影响延续至今。我觉得如果不让日本人回到原点，是找不到答案的。

在我工作的医院也有很多做了胃造口的患者。在我以前工作的养老院里，每每看到那些日复一日默默呆坐着的老人，我都不禁想："这真算得上是人类的生活方式吗？"

历史古书爱好者

我认为，现代医疗必须尊重老人在漫长人生中累积形成的生死观，不能妄加猜测他本人可能害怕死亡。如果不问清楚患者本人是否愿意进行延命医疗，就有可能引发将患者不想要的医疗行为强加在其身上的悲剧。医疗人员也应当在平日里就和患者或家属讨论相关问题，我认为这对改善目前临终期医疗的现状来说，是极重要的一步。

Ⓡ 让失智症老人直到最后都能进食的方法

我的熟人武田纯子女士在北海道札幌经营的老人疗养院叫作"福寿庄"。在那里，失智症患者到最后一刻都还能吃得津津有味，在安详中离世。院内的患者和家属都不希望在临终期打点滴或做经肠道营养。

随着失智症病情的恶化，患者带动嘴部或喉咙的肌肉会渐渐不受控制，从而造成饮食上的障碍。因此，口腔里的细菌和食物残渣容易误入肺部，大多数失智症患者最后都是死于吸入性肺炎。

福寿庄（院内有42名入住者，分为5个组）在2000年—2013年之间，共计为40位患者进行了最后的安宁照护。但是，40人中仅有两位患者因吸入性肺炎过世。这个数字对我造成了极大冲击，因为我也曾认为失智症患者死于吸入性肺炎是再正常不过的事。

为什么福寿庄可以做到让老人经口摄取食物到生命的最后一刻，却不会引发吸入性肺炎致死呢？以下我依序列举他们努力的重点。

重视清醒度

让睡着的或意识蒙眬的患者吃东西，患者很容易咳嗽，食物就容易呛进肺里。因此福寿庄的工作人员只在患者完全清醒的状态下辅助他们进食。在睡着的患者清醒过来之前会避免让他们吃东西或喝水。因此，同样是吃早餐，有些患者的进食时间是早上五点，也有些患者是在早上九点进食。

保持正确的姿势

若进食时的姿势不好，一不小心也会把食物呛进肺中。当患者坐在椅子上时，工作人员要保证他们的姿势不会往前后或左右倾斜，脊背要直，身体稍稍前倾。为了能确保落实，院内准备了数种不同的椅子，并配合每位患者的实际情况搭配合适的椅子，同时也会利用坐垫、抱枕、脚踏台来调整姿势。

讲究食物的形态

由于大多数患者都有吞咽障碍，院内在研究食物的形态方面下过苦功。例如米饭，以2∶1的比例混合粳米和糯米，用较多的水去烹饪。这样做出来的米饭口感较软而且具有黏度，便于吞咽。副食品则是将煮好的食物再用压力锅煮过，软到能用汤匙压碎。茶饮则由软嫩的茶果冻代替，味噌汤则会做得浓稠些。

在餐具上下功夫

院内使用不会给口腔带来强烈刺激的木制汤匙。即使患者已没有使用筷子的能力，也让他们握着筷子，营造出自己正在吃饭的感觉。其他的餐具一律不使用塑料器皿，而是使用陶器、漆器等。因为失智症患者有时会将餐具上的图案误认为食物，所以福寿庄的餐具都是素色无花纹的款式。

用心辅助患者进食

喂食的手法如果太差，患者容易把食物呛到肺中，自然就更容易患上吸入性肺炎。福寿庄每一口的喂食量都只有普通的汤匙大小，绝不贪图喂食速度而使用较大的汤匙。

辅助进食的护工会坐在患者正面，保证患者本人能看着食物，并从正面喂食。接着护工会耐心等候患者完成吞咽动作，确认食物已通过喉咙后再喂下一口。如果从侧边喂食，辅助者会坐在患者的惯用手一侧。对于惯用右手的患者，就从他的右边喂食。患者穿的围兜也不使用防水的尼龙塑料材质，一律使用触感柔软的纺织品。

讲求食物的美味

他们相当注重食物的美味，会用柴鱼片、昆布、小鱼干等食材制成高汤。因为上了年纪的人喜欢吃甜的，福寿庄每年采购的各种豆类共计150千克，冰箱冷冻库里也随时都有用酱油和糖煮的豆子。当患者吃不下东西的时候，看到煮豆还是会开心地多少吃一些。他们也很爱萩饼。用先前说的米饭捏成饭团，再加上红豆沙，就做成了患者爱吃的萩饼。

寿司也很受患者欢迎。上文提到的饭团加白醋，放上敲得松软、在冰箱里冰过的干贝、金枪鱼，这些食品使患者吃起来也很开心。切成薄片的羊羹是疗养院里的人气点心。曾经有位92岁的患者在吃了两个巧克力脆皮泡芙的两天后就在睡梦中离开了人世，真是个寿终正寝的圆满结局。

调整用餐的次数

老人到了临终期，睡觉的时间会越来越长，基本只有用餐时才醒着。为了让他们的生活中保有娱乐时间，福寿庄将用餐次数改为一天两次，我们也参与了研究。在正餐之间插入吃点心的时间，总卡路里不变。如果一天吃三餐，就算家属带点心来探望，吃完正餐就睡觉的患者也没时间享用。在改为一天两餐后，由于老人醒着的时间增加了，他们可以和院内的职员一起吃零食、玩游戏。老人们纷纷露出笑容，人也多了些活力。

此外，两次进餐的间隔变长，患者会有较为明显的空腹感，用餐时会更积极，不但吃的速度变快了，也不容易剩饭。血液检测结果可证实，用餐习惯改变后的患者，其健康程度完全没有改变，体重也很稳定。于是我们可以肯定地说，临终期的人一天摄取两次正餐与一次点心的做法是更恰当的。这个成果后来也通过NHK晨间新闻推广至全国。

如上所述，只要在患者进食方面多下功夫，老人吃得虽少，却一样可以正常用餐到最后一刻。患者正努力地活着，看到他活得与健康者无异，又有哪个家属会想要为他做经肠道营养呢？这样的人生最后一段时光令人羡慕。福寿庄的每一位入住者都表示："不想去医院，死要死在这里。"所有照料老年病患的人都应该向福寿庄学习。

® 主治医生是发挥预立医嘱功能的关键

考虑到将来可能会无法表达自己的意见，我写下了医疗决定（见下文），并将文件的内容和保管地点告知了我的两个孩子。我叮嘱他们到那一天时，务必完成我的愿望：当本人难以经口摄入饮食，请勿对本人做中心静脉营养、经肠道营养。此外，也请勿以延命为目的，为本人装设人工呼吸器。

最近我在这份文件上又追加了一句"勿打末梢点滴"。打末梢点滴仅能延命几个月，人还会瘦到仅剩皮包骨，这样会使我无法用自然的姿态死去。

但以日本的现状来说，就算写下这份文件也还是无法完全放心。能够完成我愿望的地点，只有目前极少数进行安宁照护的医院、安宁照护机构以及自家。我希望到我将死的时候，日本国内了解不该使用人工营养或人工呼吸器延命缘由的医生能够多一点，多到让我可以不必担心被加以延命医疗，能在全国任何一个医院中安详地长眠。

最近有一位因阿尔茨海默病住院的82岁男性患者，他的夫人带了一份文件过来，并告诉我："这是我和我先生在七年前看了电视节目后写下的。"文件由患者亲笔写下：我本人不希望接受主治医生出于延命考虑而采用的任何医疗手段。

除了以上内容，还有患者本人的署名。我把这张纸拿给患者本人看，询问是否真的是他所写，他也仅回答："这个嘛……的确是我的字没错……"但他已经记不起也分辨不出来了。现在他还能自行进食，但将来总有一天，病情会发展到即使有他人辅助也无法吞咽的程度，届时这张字据就能帮他实现最后的愿望。建议各位也都预先做好准备，为自己留一个免于受苦的希望。

✉ 读者来信

百分之百会到来的东西

世界上大概没有多少事情可以让人断言"百分之百会发生"，但"人的死"却是绝对会到来的。当绝对会到来的死亡造访的时候，希望至少可以由我自己决定死法。

我希望填写的不是器官捐赠卡。要是有能够标明自己想不想要延命医疗的天使之卡就好了。

某位医疗从业者

✉ 读者来信

去年父亲在家中与世长辞

家父在88岁时与世长辞。约莫十年前，他自己写了一份《宣誓书》，上面写着："就算我痴呆了，我也坚持拒绝一切采取延命措施的决定。"

他倒不是因为患了什么疾病走的，只是身体逐渐到达极限，慢慢地变得不再进食，躺在床上，也不喝水。一开始虽然打了点滴，但渐渐地身体又到了极限。我问他："怎么办？要住院吗？插管好吗？"他回我一句"不要"，后来连点滴也停掉了。那之后约一个月，父亲就在家中去世了，走得干脆又潇洒。当时定期来家里诊断的医生也很理解我们的想法，至今我仍感谢他。

兵库县网友

® 做胃造口手术究竟是为了谁？

当家中出现失智症患者，病情到了晚期，患者已无法进食的时候，也有家属如此希望："只要人能活着就好，帮他做胃造口吧。"也有人这样说："我祖母做了胃造口，十年来虽然都只能躺在床上活着，但我已经觉得很开心了。"这样说的人，是否将心比心地为患者本人着想过呢？

有一位患了脑梗死的88岁男性患者，从几年前起就长期住在医院。他从胃造口摄取营养，整天只能躺着，也无法说话，更认不出家属的脸。他还做了气切，抽痰和换气切的软管时会痛得全身不停颤抖。但患者的妻子总说："我先生是我活着的意义，能多一天是一天，请让他活得久一点。"

"只要人活着就好""能多一天是一天，活得越久越好"……有人认为应当体谅家属的这种心情，但真的该完全听从他们的要求吗？或许这样能满足家属，但为了家人，被迫承受各种痛苦而活着的患者本人又是怎么想的呢？我觉得被迫活着的患者非常可怜。

在我工作的医院里，有一位护士这样说："我很爱我母亲，将来就算她得了失智症，什么事都分不清了，我也要帮她做胃造口，让她为我活下去。"我向这位护士提出一个小小的请求，请她回家后询问母亲是否愿意实现女儿的愿望。隔天，护士来告诉我她母亲的回答："她说不要，她才不要变成那样。"

看来，真的没有一个人愿意变成那样。说实话，我周围也没有一个人希望将来自己做胃造口。然而，虽然自己不要，却希望父母或配偶做胃造口，这是否太不合理了呢？姑且排除在家由家人照顾的情况，24小时照料患者的是医院和照护院所的员工们，偶尔才来探望一下的家属又怎么会体会得到患者每天承受的痛苦呢？

况且这个躯壳已经衰败到极限，不会有一分一秒是处于舒服的状态。如果有谁能够24小时照顾长期卧床、连话都不会说的病人整整十年，我想这个人一定会懂得"只要人活着就好"只不过是家属自私的想法而已。

下面说的这个例子发生在我以前工作的医院。一位76岁的女性阿尔茨海默病的晚期患者一吃东西就会呛到，因此反复地引发吸入性肺炎。她躺在床上不能说话，也认不出家属。我问她先生："她已经没办法用嘴吃东西了，要做胃造口吗？"他毫不犹豫地回答："不做胃造口，就让她这样吃。"

这位老先生多年来在家自力照顾卧病在床的夫人，在夫人住院后，每天早、晚也都自愿来医院担负起喂食的工作。最后，这位患者因吸入性肺炎过世。当时，我认为呛入食物会反复引发吸入性肺炎，理所应当要做胃造口，无法理解老先生为何如此固执，但现在明白了。对于当时无法体察两位的心情一事，我感到万分抱歉。

愿意接受经肠道营养的医疗从业者相当稀有

那么，医生们会希望自己的临终阶段采取何种医疗方式呢？这里有一份资料，记述了以日本老年医学会的医生会员为对象所进行问卷调查的结果。调查由2010年度老人保健健康促进事业研究发表会执行。

"医生本人如罹患阿尔茨海默病,失智状况发展至重度,需要接受全方面卧床照护,在既无法表达,也不会笑的状态下反复患吸入性肺炎,同时经口摄取有高度障碍,已开始进行末梢点滴的治疗,此时您希望接受以下哪些处置?"

当本人罹患阿尔茨海默病至晚期,反复患吸入性肺炎时,您希望做何种处置?(医生789人)

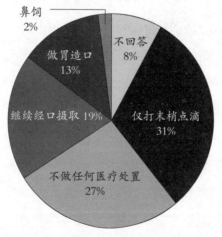

2010年度老人保健健康促进事业研究发表会制表

这个问题共由789位医生作答:仅打末梢点滴(31%);不做任何医疗处置(27%);会死也无妨,继续经口摄取(19%);做胃造口(13%);鼻饲(2%)。

从调查结果可知,希望做胃造口或鼻饲的医生加起来仅有15%,可以说相当之少。另外,将这份问卷分发给比医生更清楚病人日常生活的护士，仅有6%的人愿意接受经肠道营养或鼻饲。

　　日本的医疗，竟然是把医生、护士、家属都不想遭受的折磨，强加在无法开口拒绝的老人身上。这究竟是为了谁呢？难道不是应该"己所不欲，勿施于人"吗？

✉ 读者来信

我大概也会什么都不做

　　我大概也会什么都不做地迎接临终阶段吧。我父亲当时做了胃造口，但那惨状真是让人看不下去。

　　自从他倒下后，就经常把"好想赶快解脱"挂在嘴边。在度过卧床的六年后，父亲静静地断了气。如果当初没有做胃造口，也许他会比较早过世，但我却认为这种延命医疗违反了自然规律。

　　我并不想靠胃造口来贪图长寿，最好是能健健康康地，有一天突然就走了。唉，要是治疗可以不造成生活上的痛苦，我也想好好治疗，多活一段时间，但事情总是很难两全其美……

葱花

✉ 读者来信

想要拿掉祖母的胃造口导管

　　我的祖母在90岁时因为脑梗死倒下，之后就被装了胃造口，后来还活了十多年。她的眼睛虽是睁开的，却毫无反应。我们跟她说话，也不知道她到底有没有听到。

　　不知道是不是因为她生于明治时代，那个年代的人都有着很顽强的生命力,所以她到现在气色都还不错。当初刚把管子戳进胃里时她还想自己拉掉,所以我们绑住了她的手。但我觉得她想拿掉管子的动作,才体现了她真正的意愿。

她以前总是骄傲地说:"我什么时候死都可以,我这个人从来不麻烦任何人。"前阵子我父亲(她的儿子)、我小姑姑(她的女儿)相继过世。大姑姑常常往返医院送换洗衣物,她的身体也很衰弱了。我在想,会不会她的子女全都过世后,她还会装着那个管子活到很久以后呢?如果是我妈妈的话,我想她应该会说要拿掉胃造口的管子吧。

因为大姑姑现在把帮祖母送换洗衣物当成生活的重心,我们想要尊重她,所以不方便多说什么。但从本质上而言,我认为像这样不依靠医学的力量就活不下去,其实等于人早已经不在了(因为如果在明治时代,祖母得病时应该就已经过世)。

MN

⑬ "你不想承受的，也别用在我身上"

最后，我想说说92岁的A女士的故事。

因为衰老，A女士已经无法吃任何东西。于是我询问她的女儿，是否要为母亲进行延命医疗。当时她女儿如此回答："平日我妈妈就常叮嘱'可别给我做什么延命治疗，你要是不知道怎么办，就想想看，你不想承受的，也别用在我身上'。"因此，那位女儿拒绝了经肠道营养或中心静脉营养等各种延命措施。病人只打了一天500毫升的末梢点滴，几天后便安详地离世。

"你不想承受的，也别用在我身上。"这句话给了现今的老年人临终医疗一记当头棒喝，它是那样地发人深省。

✉ 读者来信

将心比心的临终陪伴

拜读了专栏后，我想起15年前婆婆过世时的事。我先生是独生子，身边并没有可以商量的兄弟姐妹。婆婆突然被告知患了胃癌，且已发展到晚期，仅剩下三个月的生命，先生一下子面临抉择，要马上决定婆婆该怎么治疗、该怎么照护，他很不知所措。后来我们决定将心比心：用我们自己想被照顾的方式去照顾她。

治疗期间，好几次碰到需要家属马上做决定的危急情况。我们坚持了自己的原则。最终，婆婆大约两周后出了院，在家里度过了最后的时光。虽然被告知只有三个月的生命，但她一直活到第一个曾孙出世，在家里过了将近一年。

初次学习怎么照护病患的我们下定决心让婆婆在家生活，当然会觉得有些许不安，但受益于访问看护的制度，我们得到了协助。医生、护士都会定期到家里来探视。其中最稳定人心的，是医生再三提醒我们，一旦觉得在家照护很难熬，随时可以将婆婆送到医院，这大大减轻了我们心里的压力。

因为我们没有看护的常识，很害怕坚持用自己想要的方式去照顾反而会让婆婆过得不舒适。最后，婆婆在咽气前的一个月都还和全家一起吃饭，一起愉快地聊天。

很庆幸只靠吗啡就能替她镇痛。虽然我们还是不知道由子女来照顾婆婆是否真的是最佳选项。而我们也一边照料婆婆，一边叮嘱子女："这就是以后我们想要的照顾，要好好地看清楚。"

pontam

在为家人决定临终期医疗方式而迷惘时，"选择自己想受到的照顾"是非常好的观念，这和"你不想承受的，也别用在我身上"的出发点是相同的。我们会不自觉地掉入关心则乱的陷阱中，"不多吃一点怎么行，不多喝点水怎么行"，总是会勉强无法进食的家人。等到病人真的半点也吃不下了，我们又会给他们打点滴或做经肠道营养了。不知不觉间，我们将自己的意愿放在了更优先于患者本人意愿的位置上。

但是，即将离世的是患者本人，我们应当为他们着想，让他们走得更加安稳。

座谈会

是什么在阻碍安详临终？

司　仪	宫本礼子	医疗法人社团明日佳、樱台明日佳医院
		失智症综合支援中心负责人、内科部长
与会者	大久保幸积	社会福祉法人幸清会、社会福祉法人大泷福
		祉会　理事长
	武田纯子	老人疗养院"福寿庄"　综合设施负责人
	土田孝行	股份公司RE·LIFECARE　社长
		访问护工站"枫"　所长
		北海道访问护工站联络协议会　会长
	宫本显二	劳动者健康福祉机构北海道中央劳灾医院
		院长
		北海道大学　名誉教授

宫本礼子（下文简称礼子）：

承蒙各位拨冗、远道而来，非常感谢大家。我国现在有八成的病患在医院中过世，其他的两成则在家中及安养设施中迎接长眠。在我看来，在医院中过世的老人，他们的状态实在无法用安详来形容。

今天我想和站在各自立场的专家们一起，以"是什么在阻碍安详临终"为主题进行讨论，进而厘清临终期医疗方面遇到的问题和需要改进的课题。我，宫本礼子，和先生宫本显二，将会站在医院的立场发言，希望大久保幸积先生从老人特别疗养中心，武田纯子女士从老人疗养院，土田孝行先生从访视看护的立场发表各自的看法。

现今各种医疗设施的临终陪伴情况如何？

礼子：首先请聊聊临终陪伴的现状吧！

武田：我个人从2000年起经营福寿庄系统共三个疗养院所。入住者共有42人，重度失能的失智症患者较多，失能度达到五级的人占了三分之一。我们在疗养院做临终陪伴。

礼子：在疗养院做安宁疗养及临终陪伴的老人是否增加了呢？

武田：

整体是增加的。根据2010年老人疗养院协会的问卷调查报告，所有的老人疗养院中，大概有15%的院所曾提供临终陪伴服务，调查当时也还在提供。像我们这种独立经营的老人疗养院，为入住者服务到临终陪伴的情况似乎更多。另一方面，当入住者的失智症发展到重度时，也有不少疗养院会将其转移到法人特别疗养中心或医疗机构。

此外，虽说是有过临终陪伴的例子，但这仅仅是院内患者刚好去世，这与院所具有能够做安宁照护和临终陪伴的能力，和家属、医疗机构共同辅助患者是完全不同的两码事。非常遗憾，现阶段能积极地提供安宁照护的院所仍旧非常少。

礼子：那么请教大久保先生，您的老人特别疗养中心的情况如何呢？

大久保：

要说做临终照护的人有没有增加，其实我认为各机构之间的人数差会很大。有医生固定在院的特别疗养中心应该更有可能提供这种服务。不过，如果是没有在院医生的疗养设施，机构只提供每周一至两次、一次数小时的探视来对入住者进行健康管理，那么该类院所应该没有几家在做安宁照护。因为原本特别疗养中心的人员配置就不是以提供临终期医疗为前提而设计的。

特别疗养中心常被称作病人"最后的家"，理所当然地，从一开始就该设想患者会在这里过完人生的最后阶段。但是，机构里的医生对临终期医疗的关心程度，决定了他们是否会花心思做安宁照护。就算机构本身和家属都希望患者能在长期生活的熟悉环境中去世，也还是要看机构在院医生的意思。现状是在院医生的判断可以左右患者过世的地点。

礼子：也就是说决定权都握在医生手上，对吗？

大久保：大多数特别疗养中心的员工都希望入住的患者能在原来的环境里去世，但有时却只能眼睁睁地看着患者无法如愿，现状让人感到无能为力。

礼子：谢谢您的分享！接下来想请教土田先生，访问看护服务这边的现状和感想又如何呢？

土田：

实际上，我们有许多能够接触临终期照护的机会。我们这边也是要看医生的意思来执行。我们看护站有家属在家做临终陪伴，病人在家里去世的；也有送到医疗机构去，病人在那边过世的。简单来说，访问护士是以"主治医生开立的访问护士指示书"为准则，因此主治医生或医生所隶属的机构对临终期医疗的方针会大幅影响患者在家疗养与否。

我在北海道的访视看护站联络协议会担任代表一职，但仍预计定参与"临终照护"[1]学习会。配合国家政策的动向，或许将来各院所都能够积极地推动患者在家做临终安宁照护吧。

礼子：虽然说是要看医生的意思，但基本上，访视看护站都在做临终陪伴，对吗？

土田：大部分是，虽然不能说全部的看护站都在做吧。

礼子：您曾碰到过拒绝做临终陪伴服务的例子吗？

土田：这是避免不了的，问题出在人手不足。还有就算访视看护站很想配合患者本人和家属的期望，但主治医生如果说"还不到那个程度"，想在家做安宁照护就会很困难。不过即便是在有限的条件下，其实还是有很多院所愿意尽其所能，尽量协助患者和家属。

礼子：现在我们已知的问题是，能不能在病人认可的地方做安宁照护，最终还得看主治医生的意见。

---

1 临终照护（END OF LIFE CARE）：在病患或老人临终时期提供的医疗及看护服务。

医生无法得知患者本人的意愿

大久保：在办理住院手续的时候，医生有问过患者本人的意愿或想法吗？

礼子：很遗憾，没有几个住在失智症病房的患者能讲出自己的想法。而在日本的医院，一般不会特别问患者本人的想法或意见。这是因为如果采纳了患者的意见，等到患者本人亡故后，院方很有可能遭到家属的抗议或非难，情况非常棘手，因此医院会优先采纳家属的意见。

大久保：说真的，本人的意愿跟想法才是最重要的。我母亲在被告知处于癌症晚期的时候说过，"我忍不了痛，送我去医院吧，就算镇痛药会让我意识不清也没关系，尽可能让我不要太疼"，那是我母亲的愿望。我父亲也是死于癌症，但他的方式是接受访视护士的辅助，在家度过了最后的时间。我想我母亲是因为看到父亲在家饱受病痛折磨的模样，才会觉得自己无法忍痛，做出要去医院避免疼痛的决定。

礼子：原来是希望能消解痛苦，所以选了医院。

大久保：正是如此。我母亲入住的医院也很配合她，除了镇痛之外，没有进行任何其他医疗，因为她有这样指示过。只要她本人这样希望，即使因为没有多做治疗而导致她较快过世，我们做儿女的也能够接受。

武田：主要还是把本人不希望受苦的愿望摆在第一位啊。

大久保：是的。

武田：本来我们最应该考虑的，是怎么样才能减轻患者受到的痛苦。但以前我当护士时，所在的医院只肯埋头思考怎么给患者延命。我常常在心里问"这样做到底是为了谁呢"。与其说延命是为了患者本人，不如说是为了医院的经营，我只有这种感受。那时我只能一直困惑，想不通为什么要这样做。希望等我死的时候不会被弄成这样。

礼子：我完全了解你的心情。

武田：

而且，以前我在某家诊所工作时，负责打扫跟整理庭院盆栽的80岁老太太曾说"等我要死的时候，拜托你，不要帮我弄那些东西。你要打几瓶点滴都可以，但管子一根都不要插"。我那时回答她，说："阿姨，您的话我都听到了，不过您这些话一定也要跟家里人讲清楚啊。"我觉得在这方面，人们有必要建一个平台，让相关的人可以共同了解患者本人的意愿。

在我们疗养院，平日里就会不断确认患者本人的想法。比如"要是变成那样了，你想怎么办呢？""想在哪里离世？想怎么做呢？"我们会去问这类问题。如果患者本人说"想一直都在这里"，我们就会把它记录成文字。

礼子：在大久保先生那边，患者家属的意见是怎样的呢？

大久保：有相当多家属提出要求，想让患者能够在久住的机构里辞世。在来回进出医院多次以后，到了病人临终期的时候，家属常问："下次不要再送医院了，能不能就让他在这里待着？"

　　但在很多情况下，医生在诊断后会认为"这位患者需要转送到医院治疗"，如果家属强烈要求把患者留在机构，我们也会把家属的想法转达给医生。有些医生会体谅家属的心情，满足他们的要求，但也有很多时候，医生会冷冷地扔下一句"那我可不会负责了"。虽然会看人脸色，但只要家属要求，我们都会尽力多给他们一点希望。事实上真的曾经发生过因为没有转送医院导致患者病故的事情，所以每当医生放话表示不负责任时，机构里的护士都会变得非常不安。

为了不轻易被"视同临终期"

礼子：关于失智症仍在发展期间的医疗，您有什么想法？

武田：我觉得要看病情本身。比方说患有失智症，但还不到临终期的病患如果得了脑梗死，那肯定要接受脑梗死治疗。

礼子：说得是。

武田：这是为了保护可贵的生命。就算失智症有朝一日会造成患者吞咽有障碍，并间接导致患者因各种并发症死亡，但是也不能因为患了失智症而放弃必要的治疗。不过，我认为医疗过程中应该重视的是如何为患者减轻痛苦。

礼子：这是大前提呢。

武田：现在有个说法叫作"视同临终期"，我觉得这种"反正得了失智症，已经注定无药可救了"的想法是不对的。

礼子：为了避免被"视同临终期"，有必要正确地判断失智症患者的病情是不是真的发展到了临终期。

医院与疗养院所的思考方式不同

礼子：只要医生愿意配合，护士或护工都愿意进行临终陪伴吗？

大久保：机构本身就是患者最后的家，只要医生同意配合，机构很愿意做临终陪伴。

礼子：拿医院里的失智症病区来说，那里的护士和护工们似乎都不喜欢做临终陪伴。最近终于能够在失智症病房为患者送终，但直到前一阵子，都还有员工很不满，认为"需要临终陪伴的送去内科病房不就好了"。连医院的风气都这样，换做没有医生，护士也很少，几乎只有护工的院所，想必更难做到临终陪伴了吧。所以就算家属主动提出想让院所照顾病人到他们去世，院所大概也有可能婉拒，说明自己的职责不包括送终。那么，实际上是怎么样的呢？

武田：可能会把这当成工作，尽力去做。如果员工比较重视与病患之间的关系，那应该会比较上心。

大久保：在我们机构有过患者不慎摔倒导致骨折，而后转送到医院治疗的例子。结果院所里的员工趁休假时去医院探病，看到自家的患者被绑在床上的模样，回来后直嚷着"就不能想个办法让他赶快出院吗"，这种话我经常听到。此外也常见到院所的员工趁自己休假的时候去探病，看看心里惦记的病患现在怎么样了。

礼子：心态与医院的护士或护工非常不同呢。

武田：因为我们非常重视院所和入住者之间的关系，会去努力思考怎么让患者有一个更好的状态。有时患者被转送到医院，那边的护士反映喂食有困难（因为福寿庄的患者都没有做胃造口），我们的员工甚至还曾跑去医院给病人喂饭。

礼子：是否因为医院和院所与病患接触程度不同，才会在态度上出现这么明显的差异呢？

武田：因为医院的工作是提供医疗，而院所的工作是辅助患者的生活。我觉得这是产生差异的根本原因。

礼子：我原本还以为，院所的护工们会认为"临终看护是医院的工作"而有所抵触呢。事实竟然是相反的。

大久保：如果患者去了医院，也能够有个好的临终体验，那么院所的员工也就能安心地把患者交给医院了。

礼子：实在是太愧对大家了。这的确是一个根本上的问题啊。土田先生，能否和我们聊聊以前在医院工作时发生的事呢？

土田：

我以前是在重症监护室值勤，所以一向秉持急救的方针。就医院来说，护士在了解刚从家里移送至医院的患者时，她们只能了解到患者的病名，体现为何种病症，所以说才刚刚接触患者的生活。但我们访视护士或院所的员工是进入他们的生活中，看到的是患者生活的全貌，我们的工作和他们的生活息息相关。因此我们会尽量为患者、家属着想，按照他们期待的方式去护理。这和医院护士的工作内容是不同的。

在重症监护室工作时，一个星期里不知道要送走多少人的生命，人也会变得麻木。谁过世了，也只是一句话。在那里，我感到生命被视为名词，患者被当作一个东西来对待。无法忍受那种环境——这是我成为访视护士的原因之一。成为访视护士是在1997年的时候，我发现做这个工作可以切实地去支援病人的日常生活，这是在医院工作时得不到的体验。一样是护士，但为患者送终的形式和心情却天差地远。我现在是在患者的生活中，陪伴他们走完最后的路。

礼子：也就是说，医院里的护士和协助居家医疗的护士对临终陪伴的想法是有区别的，对吗？

土田：与其说两者有区别，倒不如说几乎没有交集。

武田：不过，在医院那种具有功能性的地方工作，人也会因为环境而发生改变吧？

大久保：

我倒觉得应该没什么变化。大概有些护士适合在医院工作，有些护士适合在疗养院所工作。院所里的护士和护工对于患者的生命力逐渐枯竭，即将面临生命终结这种事比较没有抗拒感。但在看到患者承受在我们疗养院无法缓解的痛苦时，员工难免还是想依赖医疗的力量。

如果在医生的指示下达成良好的合作，临终陪伴就可以做到很好，相信也就不会有人抗拒这份工作了。比起临终陪伴，病人突然亡故的情况则更为可怜，员工们都会觉得非常难过。

达成减少点滴的共识

宫本显二（下文简称显二）：因为患者本人表示"让我死时不要受苦"，所以在其无法进食之后连点滴都不太打，也不做经肠道营养——目前这种做法还很难被接受。我觉得这是一个很大的难题。要是有哪个学会愿意做个医疗指南就好了。

礼子：访视护士对临终期的点滴量有什么看法呢？

土田：我感觉最近医生们的想法开始改变了。很多医生开始向我们这些在现场亲自去看、去体会的人征求意见。他们会根据我们对病情的观察结果去预测患者身体接下来的变化。当我们说"可是医生，以后会不会那么发展呀？"，医生也会回问"要不要减少点滴量"。访视护士再说"就这样做吧"。双方达成了一致。

礼子：以前没办法提出意见吗？

土田：以前的话，大多是我们讲完病情后，医生就让家属把患者送到医院。口头上让我们"有什么想法尽管说"，而实际上根本就不会采纳，很多时候还会拒绝急诊。但现在，我们已经可以用护士的身份来衡量、判断，并把对患者今后身体状况的预测告知医生。这也能让患者和家属感到安心，包含安稳的临终陪伴在内，访视护士的系统正在逐渐成熟。

大久保：会尊重访视护士意见的都是努力在做居家临终陪伴的医生

啦。连在疗养院所，负责探视诊察的医生一听到患者有什么状况，也都是叫人带到他隶属的医院去再说。这种情况简直太多了。

土田：

我们那边现在开始做护士上门照护临终期居家老人的业务。本来急救型医院的医生已经和家属说明患者没办法医治了，但家属还是想让医院尽可能治疗。

后来在病人住院期间，家属在和医生经过无数次的讨论后，终于决定改回居家疗养。现在患者的状况已经稳定，家属也已经做好在自家为患者送终的思想准备，他们和医生的关系也很好，病人应该能在家里平静地迎接临终阶段。

武田：

我想要打造一个舒适、温馨的环境，让失智症患者在最后一刻来临时，能由家人向患者说声"你辛苦了"。在我们疗养院，不打点滴也不做任何其他的介入，仅让患者吃少量软的食物。饮水量也一天天减少，从500毫升降至300毫升，渐渐地患者几乎不再喝水了。被这样照料的患者，身体不会浮肿，也不需要抽痰，生命画上句点时也能保有尊严。

有一位患者的家属曾感叹，"没想到也有这样的临终陪伴，我很庆幸各位能协助我母亲迎接一个圆满的告别"。

居家临终陪伴的难点

土田：最近人们建立了一个医疗支援系统，当负责到家访视患者的医生不在时，可由代班医生进行问诊。

礼子：因为只有一位医生真的不够。

土田：当联络不上主治医生时，家属都会陷入焦虑。说一件去年八月里发生的事。有一天我接到一通电话，对方说早上起床发现先生已经过世。我第一句话就是告诉她"先不要打急救电话"。为什么呢？因为当救护车赶到时，如果当事人已经死亡，医院会通知警察过来确认和调查。

礼子：光是家人突然过世，全家就已经慌了神吧。要是这时还有警察登门来问话……实在走得不太安稳啊。

土田：正是如此。

礼子：有些老人的确会毫无预兆地离世。在医院里也常有患者在半夜过世。

土田：所谓在医院过世比较让人安心，大概指的也就是在这种情况下了。

显二：目前社会上好像没有对警方来调查进行讨论，因为大部分患者都是在医院过世的。

大久保：也因为如此，特别疗养院才会建议家属让患者在医院临终。

土田：不管是在疗养院所、家里还是在其他地方，让患者能够走得舒心才是最重要的。

"独自去世"也不算坏

显二：最近常有关于"老人独自去世"的新闻报道。我常常疑惑，独自去世真的有那么可怜吗？各位有什么想法呢？

大久保：可怜或不可怜，都只有本人才能下定论。

显二：正是如此。但媒体总是在强调独自去世有多可怜，政府或社会必须做点什么才行。

大久保：也有可能他们是依自己的意愿选择了一个人生活，最后是带着满足的心情离世的呢。

礼子：因为有些人就是想要独立生活啊。

显二：从另一个角度来看，这些人临终前不会被人叫救护车送到医院，更不会被装上一些莫名其妙的呼吸器或管子。

土田：这可比在奇怪的状态下苟延残喘好太多了。

显二：正是如此。我觉得在这方面，媒体过于高谈阔论，讲的都是很不实际的漂亮话。

大久保：他们一定是把"独自去世"等同于"寂寞""孤单无助"了。这就好比有个人单独住在深山里，确实有可能哪天他去世了也不会被任何人发现。如果我是他，因为从一开始就知道最后会是这样，所以也能接受现实。

土田：这是能被当事人接纳的善终呢。

显二：话虽这么说，但有时或许真的是"本人无法接受独自去世"。像是有些人很希望临终时有家人陪伴，能有人为自己送终，但因为以前做了太多不像样的事，现在没有人愿意再理自己了……这种情况下，虽然当事人可能不愿意面对独自终老的结果，但也无可奈何。说穿了，独自终老很多时候和当事人的人生有关。所以，不管愿不愿意，一个人默默地离世并不算什么坏事。倒是这些媒体太借题发挥了。

武田：认真来说，人类不可能彻底地变得孤独。为什么呢？因为一个人的人生中一定也会多少认识别人，家附近也一定有邻居。只要和这些人有些联系，就不可能独自去世了。虽然也会有人背井离乡，但实际上是不会有谁真的身边没有任何人的。

礼子：也就是说，问题终究是出在本人身上。

显二：仔细想想，独自去世似乎比想象中要好呢，至少不是什么坏事。

为老人规划没有过度医疗的安宁病房

礼子：如果可以，我很想在医院里打造老年患者专属的安宁病房，那里不进行任何无效医疗，能够妥善地为患者做临终的安宁照护。这样一来，也能预防未来病床短缺的问题了。

大久保：真的很需要不进行过度医疗的医院。

武田：说到老人的安宁病房，现在是不是已经有类似的出现了？有一种把癌症晚期病人聚在一起的疗养院。在原来的医疗体制内没有过这种机构，但我一直认为很有建立的必要。那种难以由家人居家照料，也已经被判定不再需要进行治疗的患者聚在一起生活，由医生和访视护士进行到家探视诊疗，我认为这是一个可行的方法，毕竟也不能要求建更多医院或疗养院。真应该有个机会，把我们这一代人召集在一起，大家一起商量该如何生活、临终。

促进居家临终陪伴的关键是"死亡证明书"

土田：如果不一定非要由医生出具死亡证明书，在家做临终陪伴的情况应该会为之一变。

礼子：原来如此。

武田：那应该由谁来开具才好呢？听说在美国的安宁照护服务系统中，不用经过医生，护士就可以开具死亡证明书。

土田：要说到医生以外的人，应该也就只有护士了吧。

礼子：当患者亡故，如果医生不必马上赶到，隔天到也行的话，我觉得在疗养院或自家做临终陪伴的人就会增多。而现在则是在患者去世后，医生必须立刻赶到。我以前还遇到家属不满地问医生"怎么过了三个小时才到"，像这种制度还是有必要改变的。

土田：以前我遇到一位患者在天还没亮的时候去世了，家属和医生联络时说"医生您天亮了再出发就行""您吃了早饭再过来就好"，我倒是马上就到了，但医生还没来，我也不能先为死者清洁跟整理，只好和家属一起傻等。

礼子：不论在家中，还是在疗养院、医院，如果病人被预测将在近日内去世时大家都能这么理解就好了。

土田：与其说"做好准备""理解"，还不如说大家要有"接纳"的心。如果在那一刻来临前，大家都努力到自己能接受的程度了，才能真的迎接一个圆满的结局。

在阻碍善终的到底是谁？

礼子：就算再怎么跟家属说明疾病的发展跟结果，还是有人会说"无法想象我父母会死，总觉得那是别人家才会发生的事"。

土田：我认为，去确认家属对医院给出的解释理解到了哪种程度，也是访视护士的职责之一。如果家属还有哪里没弄明白，护士们可以补充说明一下。

武田：医生给出的结论是很重要的。如果没有医生给出的总方针，护士也无法操作。

礼子：如果医生认识不到这一点，后续环节就无法推进了。

土田：要问我到底是什么在阻碍平静安详的善终，我第一个想到的就是医生。护士是按照医生的指示去进行各种照护的，所以只有医生认识到安宁离世的重要性，一切才有可能开始改变。而且患者和家属最大的希望都是寄托在医生身上，医生的说法会左右患者和家属未来的思考方向。

礼子：不过，要怎么做才能改变医生的想法呢？医院的医生，甚至护士、护工的观念都很保守，大家都不想对从以前就在做的事做任何改变。

显二：恐怕只有由我们协会（老年人临终医疗思考协会）带头发声了。

礼子：

　　到了最后的总结时间。今天通过座谈会请教了诸位专业人士的意见与看法，我觉得，实际上在阻碍平静善终的，会不会就是医生本人呢？如大久保先生所说，"如果患者到医院去，也能够有个好的临终，院所的员工也就能安心地把患者交给医院了"，这实在是当头棒喝。身为一个医疗从业人员，我感到十分惭愧。不管在哪里，老年患者都有权利迎接安稳、平静的死亡。也因此，不从医院开始改变老年人的临终期医疗，一切都不会有显著的改变。老年患者需要更适当的，既不过多干涉，也不能疏于辅助的医疗方式。医疗规划完善了，才可能让老人能够放心地迈向人生的终点。

今天有幸听到各位的宝贵意见，实在万分感谢。

终章　老年人医疗的未来发展

Ⓚ 探索临终期医疗的趋势

我们二人在2007年远赴瑞典斯德哥尔摩，见识到当地的老年人医疗，进而开始重新审视日本的老人临终医疗。而直到本书付梓，中间竟已匆匆过去了八年时光。这八年里，日本的老人医疗趋势从极端的延命主义至上，逐渐转向了重视缓和医疗的新趋势。

临终期医疗的发展过程

日本厚生劳动省在2007年颁布《临终期医疗判定流程指南》，制定包括开始或不开始医疗行为、变更医疗内容、中止医疗行为在内的临终期相关医疗及照护方针的判定程序。隔年四月起，医生如主动与患者或家属进行老人临终期医疗方针的讨论及制定，并制作为书面报告，便可由医保支付费用。原本这有望开启预立医疗决定指示书的新里程，但很遗憾地，该制度推行后仅三个月便宣告中止了。

另一方面，医学界也开始趋于认同"尊严死"。2007年日本急救医学会发表了《急救医疗之临终期医疗相关建言（指南）》，其中包括在具备一定条件的情况下，可以主动中止人工营养补给、人工呼吸器等延命措施。2012年则是由日本老年医学会发表《老人临终期医疗及照护报告》，表明学会的立场。该报告修订自十年前发表的初版，内容极具划时代的意义，提出了在老人的临终期的人工营养补给（包括做胃造口）是可以中止和撤销的。这件事也被国家级的报纸大幅报道。再隔年，日本透析医学会发表了"需进行透析的患者，若进入无治愈可能的临终期，经患者本人或家属协议决定后，可选择放弃透析治疗（尊重本人及家属意愿）"的言论。到了2014年，该学会公开发表了《进行、中止维生血液透析疗法之意愿判定流程建议》。

国会也开始有所行动，着手修订法案，以达成能在医疗上尊重患者本人意愿的结果。超党派集团更从2012年开始准备推进设立《尊严死法案》（在临终期医疗方面尊重并采纳患者本人意见的法案）。简单来说，15岁以上的患者如果留下书面资料，表明不愿意进行延命医疗，医院须尊重患者的意愿，不进行或停止进行中的医疗行为。

本法案只保护留有书面资料的患者。但是，由于事后受到诸如"活还是死都得由国家来同意，太荒谬了""就算当初写下文件表示想要尊严死，但谁能保证进入临终期的患者有没有改变心意""走到这步，想要跟患者再确认一下，但患者已经意识不清，无法回答了"的批判，截至2015年5月15日，这份草案仍未能在国会上提出。

对于这个法案，个人认为有两大隐忧。一个是日本国内具有正确判断临终期能力的医生人数不足。在制定法规之后，必须明确定义临终期的标准。在该草案中，判断临终期的诊断程序，需要由多位医生共同进行。病人是否到了临终期，确实需要非常谨慎地判断。但就现今日本的医疗现状来说，一般主治医生只会有一位，如果需要多位医生判断临终期，也就意味着会有其他不熟悉这位患者情况的医生参与判断。要判断出初次诊断的患者是否确实进入临终阶段，对这些医生来说又谈何容易呢？就算是在医院，除了为某位患者组成医疗团队进行会诊以外，要由多位医生来合作判断临终期也是非常难以操作的。因此我本人在此提出意见，应将法案修改为：临终期之判断需由包括主治医生以及护士等在内的多人共同进行。

另外一项，是本法案对于事前未能及时留下希望尊严死书面资料的患者不能予以保障，此结果很有可能使这部分患者被迫承受许多无效医疗。法案中应明确，让未能及时留下书面证明的患者也能通过旁人的佐证来保障其享有尊严死的权利。

如上所述，如果法规不够清楚、详尽，仅以原来的初步构想去制定，反而有无法让人们在死前保有尊严的危险。我们认为，为了落实患者及家属有选择尊严死的权利，不应埋头制定相关的法律，而是要促进人们达成"在人类生命的终点前施加延命医疗有违人道精神"的社会共识。

近几年在新闻里越来越多地看到胃造口、老人临终期医疗等相关报道。而其中大家共同抛出的问题就是：患者本人是否真的希望接受延命医疗呢？

十几年前，曾有进行临终陪伴、让患者自然离世的医生，他被报纸称为"杀人魔""凶手"。如今风向一变，媒体开始竞相肯定临终陪伴与自然离世，让人恍如隔世。

Ⓚ 优异的日本全民医保制度

我们在造访六国，通过见习当地院所了解了老人医疗的现状之后，深深感到有必要给日本的老人采用缓和医疗，还注意到了临终期延命的问题需要解决。但是，我们的确也再度认识到日本医疗的进步与制度上的优点。任何国家的医疗制度都必定有其优点和缺点。美国有很多人未参加国家保险，因此造成了很多患者因为高昂医疗费而一贫如洗。也因此，美国才在2014年开始推动医疗保险制度改革（俗称"奥巴马医改"），但据说实际上不但未起到改善的效果，反而使状况恶化了。此外，在我到访过的各国医疗院所中，不管哪个国家，病人从发现病症到实际就诊都需要等待很长一段时间，等候时间之久令人惊讶。在瑞典，甚至需要特别制定法案来保障患者在七天内可得到卫生所的初步诊断。当卫生所判定有必要进一步治疗的时候，可得到90天内能至专科医院受诊的保证。如果没有法律来保障，就诊简直遥遥无期。

在日本，如果没有其他特别要求，人们可以自由选择就诊的医疗机构，也可以马上得到有针对性的检查。同时，国民可以用极为低廉的价格享受到高端的医疗技术。这是因为日本的医疗制度采取全民医保的方式，以非营利、大众性、公平、平等为基本理念。日本能成为世界上人口最长寿的国家，正是受惠于全民医保制度。为了让日本傲视全球的医保制度不致遭到破坏，我们必须对老人临终期的医疗内容再次加以审视与讨论。

Ⓚ 和平年代带来的希望

　　在2013年的统计资料中，日本男性的平均寿命已超过80岁，而女性的平均寿命更是超过了86岁。日本是世界上人口最长寿的国家。根据第二次世界大战结束两年后，也就是1947年的统计资料来看，日本男性、女性的平均寿命在那时才第一次超过50岁。这中间只过了不到70年，国民平均寿命竟已是那时的1.6倍。这当然是托医疗进步、饮食改善、卫生环境变好等变化的福，但也不能忘记，这是由于我们生活在一个和平的年代。

　　在2014年的国民普查中，有83%的国民表示下辈子还要生在这里。正因为我们有幸降生于一个好的环境，就更应该善待自己到最后。为了实现这个目标，我们岂不是更应该好好地思考，究竟自己想要以何种方式给人生画上句点。